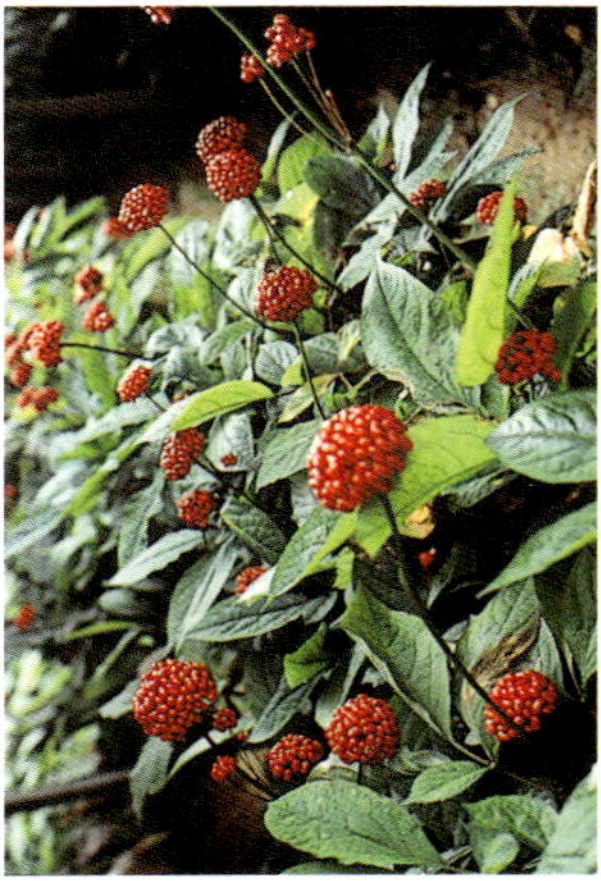

口絵 2　人参の栽培
8 月頃美しい果実をつける。ウコギ科の特徴をよく示している。

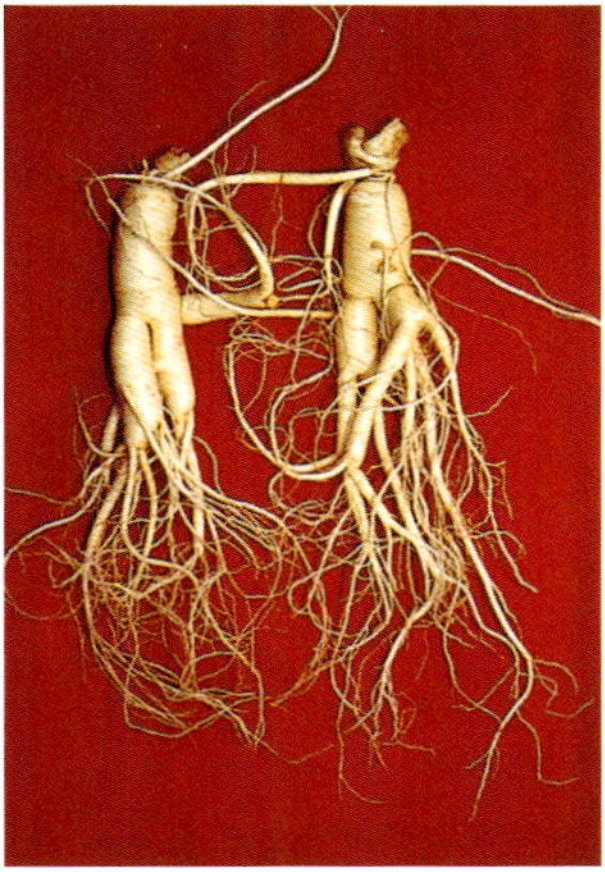

口絵 1　掘り取ったままの 6 年生人参で水参と呼ばれる。
（朴博士提供）

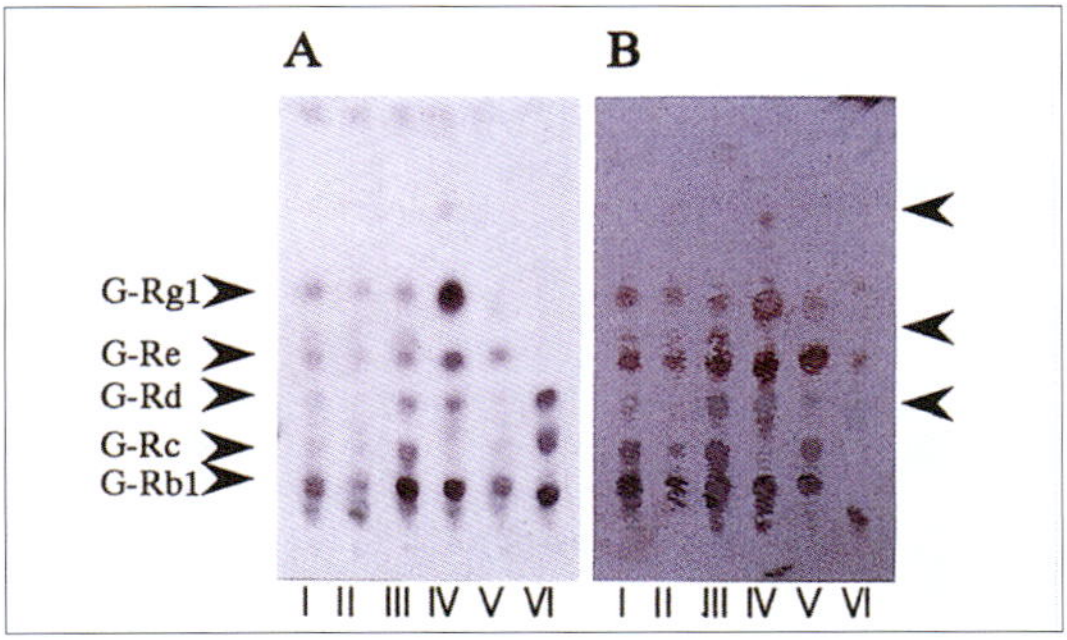

口絵 3　人参サポニンの検出法
イースタン・ブロッティング法。発色とスポットの位置により人参サポニンの種類を同定することが可能となった。

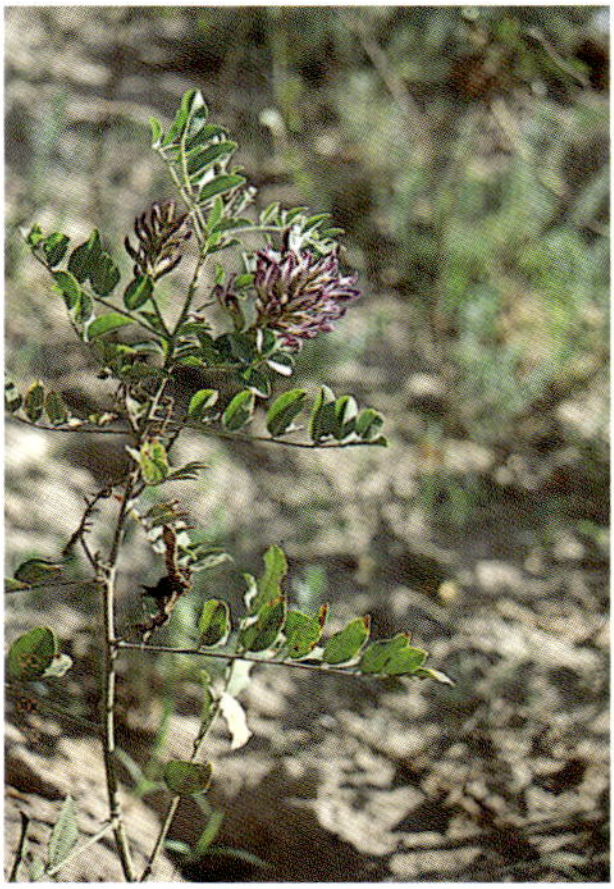

口絵 5　甘草の花開
（中国寧夏自治区銀川）

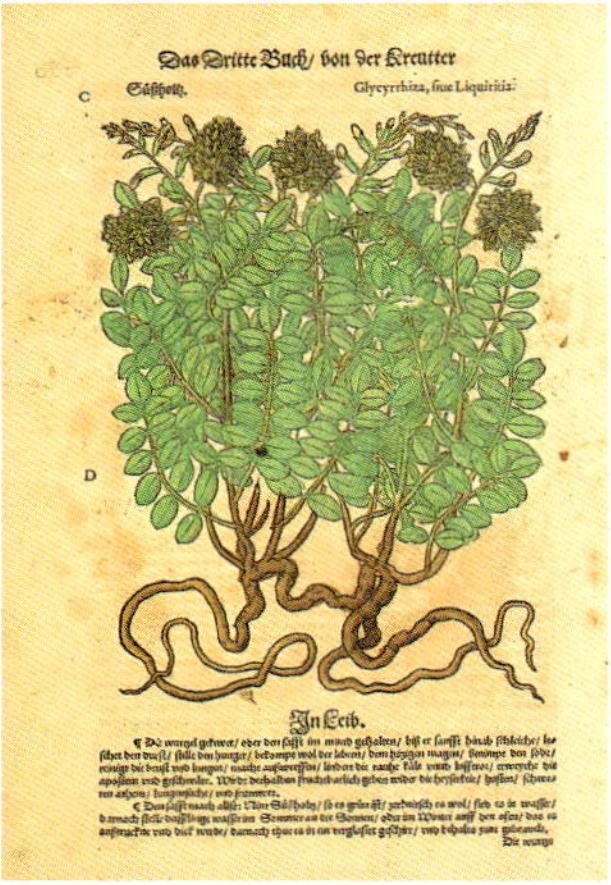

口絵 4　甘草を表す16世紀の
作品

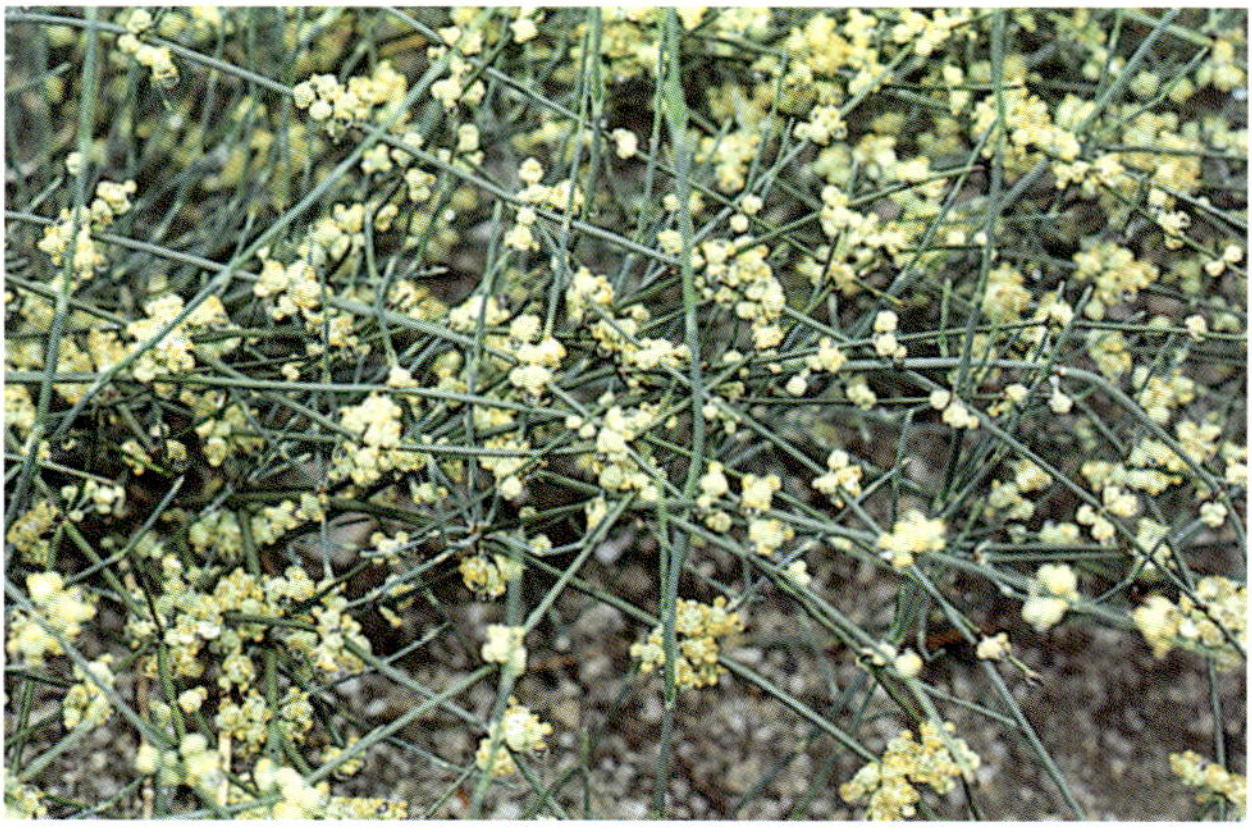

口絵 6　麻黄の花開
茎には多くの節があり，スギナと似ている。

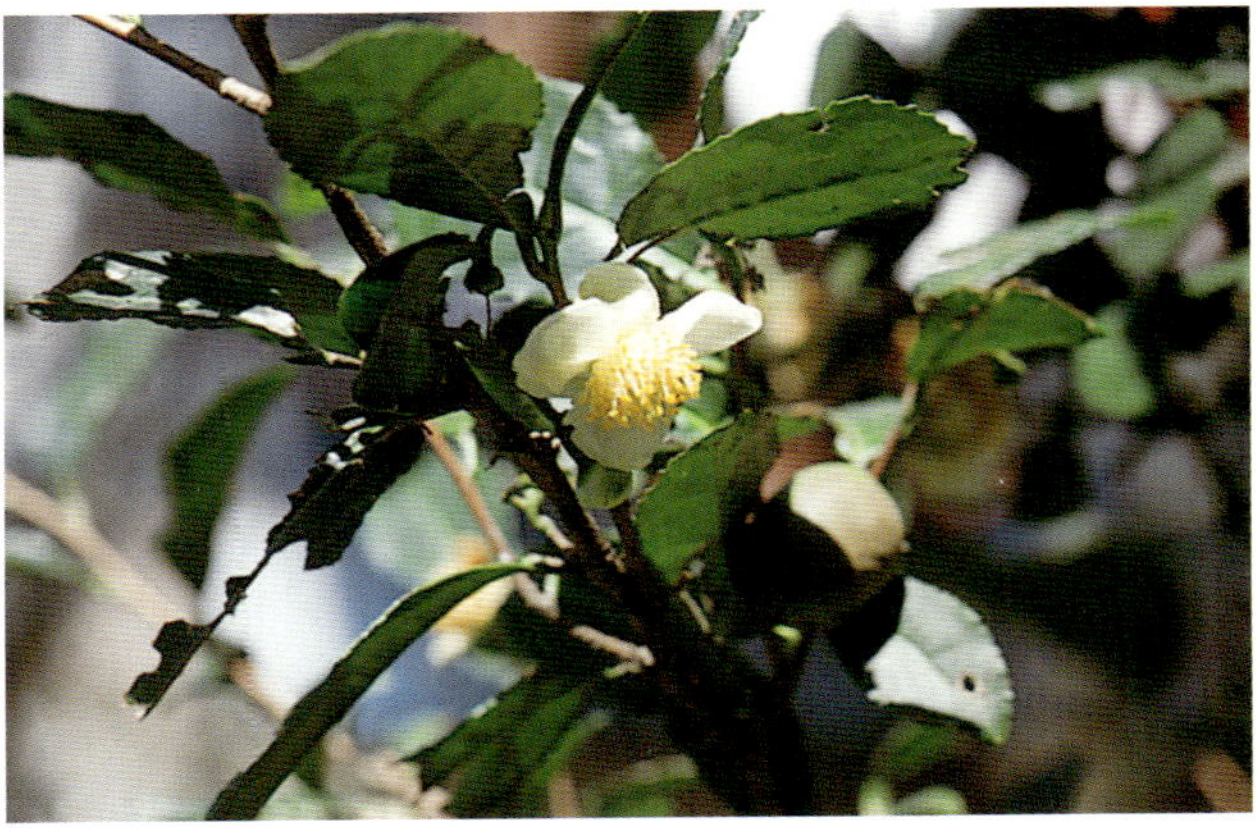

口絵 7　チャの開花。花が咲いて２年目に結実する。花はほのかな芳香を持つ。

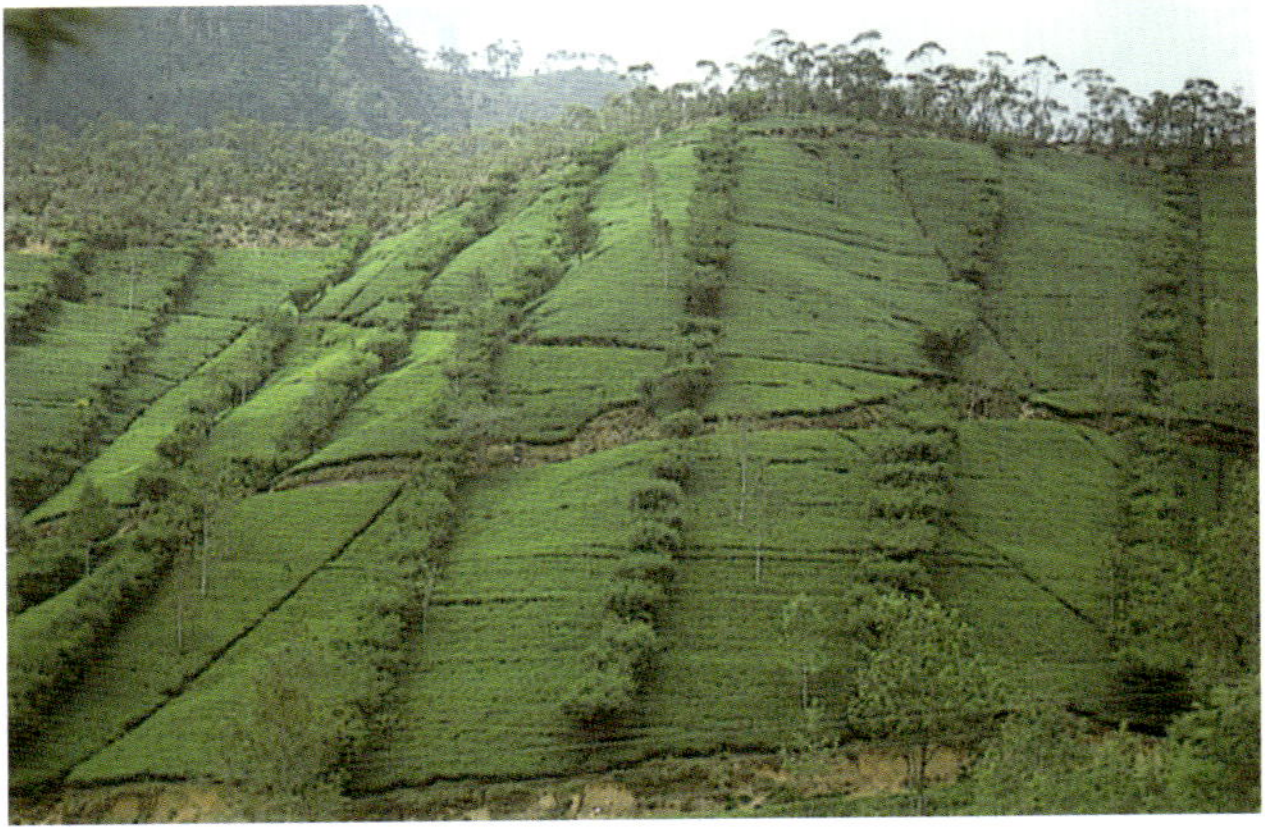

口絵 8　スリランカにおけるアッサムチャの栽培。2,000ｍ近くに栽培地がある。

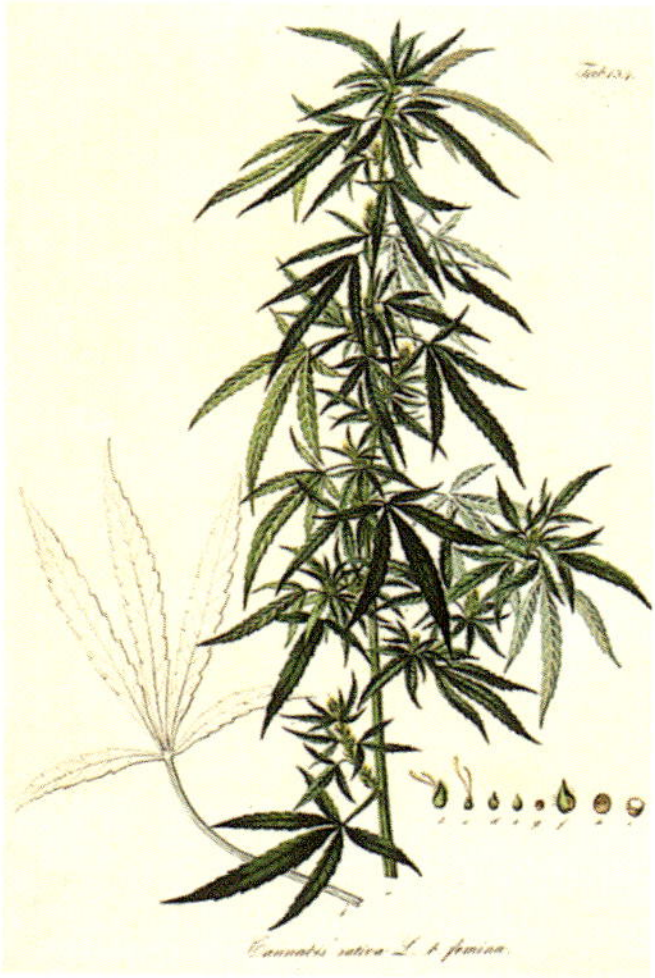

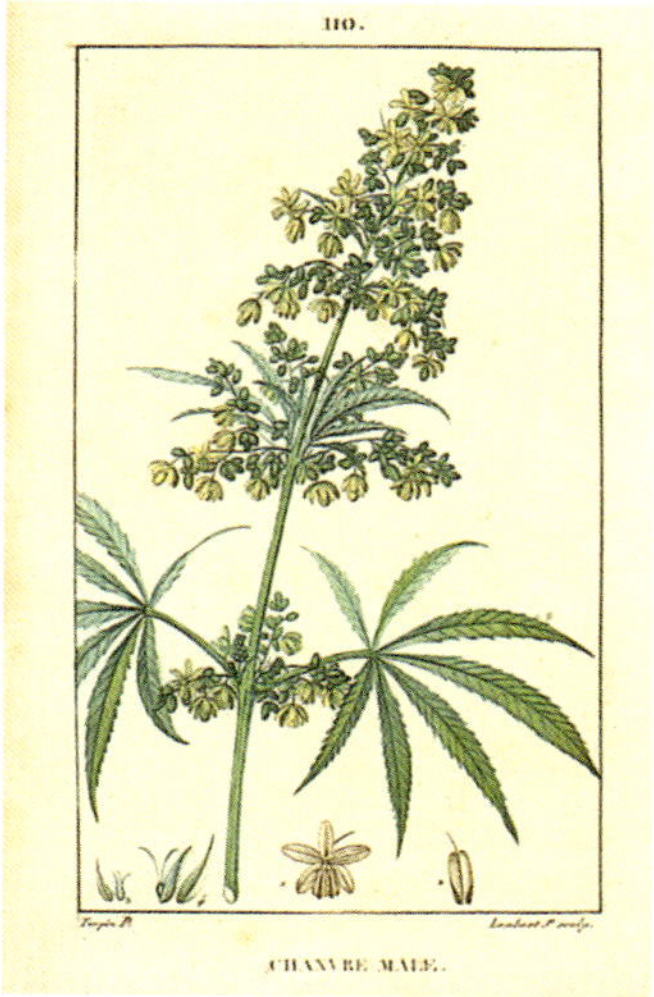

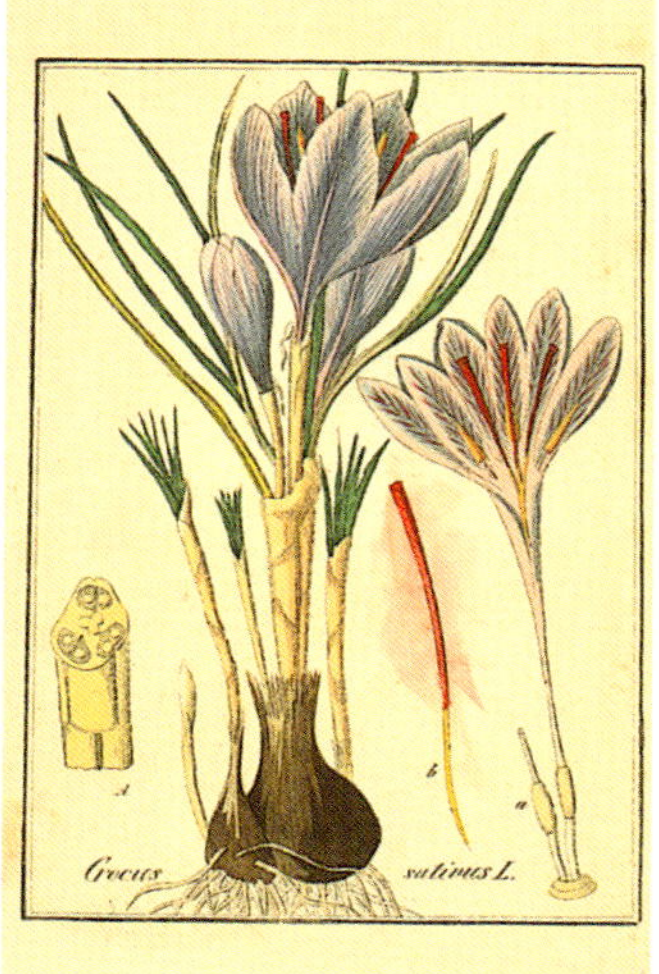

口絵 9（右上）　アサの雄花
口絵10（左上）　アサの雌株
口絵11（下）　いろいろな薬効を
もつサフラン
（いずれも1800年代の作品）

KUARO叢書 1

アジアの英知と自然

■薬草に魅せられて

正山征洋 著

九州大学出版会

はじめに

アジアには太古より受け継がれてきた多くの文化遺産がある。それらの中で今や全世界へと影響を及ぼしているものも少なくない。本著では薬学領域から見つめて最もアジアとの関わりが深い薬用植物をとりあげ、それらの歴史的背景、植物学的認識、著者が研究してきた経験や結果等を交えて、医薬学的問題点等を分かり易く解説しようとするものである。

第一章ではアジアの中で最も重要な文化遺産の一つである漢方薬、特に漢方処方に必須の生薬の中から最も重要なものとして人参を選んだ。要薬人参について歴史、薬効、最近の発見、著者の研究成果等を織り交ぜて展開する。

第二章では地球規模で拡大しつつある砂漠についてその原因を考え、砂漠化防止対策の一環として草原・砂漠地帯に自生する薬草を緑化促進の担い手として、漢方処方に必須不可欠な甘草と麻黄をとりあげ、その経済効果についても検証する。

第三章に登場するお茶はアジアが原産地で、アジアの各民族によって多種多様なお茶が発見された。近年お茶の多様な薬効が解明されつつあるので、薬学的見地から解説する。

第四章は最も古い繊維作物であり医薬品である大麻をとりあげて、現在の動向に目を向け、著者の研究経緯も交えて解説する。

最後の第五章では高貴薬であるサフランを取り上げて、その薬効について筆者が行っている研究を中心に触れる。

以上の通り本書では専門的な内容も含まれているが、出来るだけ平易な言い回しを使うよう努めた。また、多くの写真や図表を加えて容易にご理解頂けるよう配慮した。本書がアジアの魅力を再発見して頂くきっかけになれば著者の意図するところである。

正山征洋

目次

第一章　漢方と人参

1　医薬の歴史

医術と薬は地球上に人類が現れたとともに発生したものと考えられる。このことは京都大学霊長類研究所の調査で、チンパンジーが彼らの体調に合わせて薬効のある葉や果実、木の皮等を食べたり、なめたりすることが観察されたことからもわかる。それらの成分を分析・構造決定し、薬理効果を調べたところ、チンパンジーの体調に合った植物を口にしていることが明らかとなった。恐らくチンパンジー同士で情報が受け継がれているものと考えられる。この事実はまさに人類が医薬を発見し現代まで伝承、発展してきた歴史を垣間見る感じがする。そこで医学の発展について大雑把に説明を加えてみよう。

(1) ヨーロッパの医学

まずヨーロッパ医学であるが、時代をさかのぼることBC一五〇〇年頃「エーベルス古文書」（パピルス（カミガヤツリ）を用いて書かれた書物）に八一一処方、七〇〇種以上の薬物が記載され、古代エジプトにおける薬となる動植物に関する知識や人体の解剖等に関する記載がみられる。

ギリシア時代のヒポクラテス（BC四五九―三七五）は医学の父と称され、自然治癒を重視し抵抗力を高めることを中心に二六七種の薬草を用いて治療を行った。この治療思想は現代に通じるものがあると言える。ギリシアの名医、ディオスコリデス（四〇―九〇）は「マテリアメディカ」という全五巻の薬物書を著し、約六〇〇種の生薬を収載している。薬物の原典と言われ後世への影響力が大きい書物である。続いてガレヌス（一二九―一九九）が出て、各種薬物の抽出、加工を行い製剤化に成功した。彼の行った手法はガレヌス製剤として今に伝えられている。

一〇世紀になるとペルシャ人のアビセナ（九八〇―一〇三七）が台頭し「医学典範」全五巻を著した。本書は最も優れた医学書と言われており七六〇種の薬物が収載され、近世までヨーロッパの医学に大きな影響を与えた。

スイス人のパラシュース（一四九三―一五四一）は「天然薬物の中には、必ず有効成分を含んでいる」との主張を発表した。これは漢方薬等の伝統医学との大きな分岐点となる特筆すべき重大な見解であった。すなわちヨーロッパ諸国ではそれ以降有効成分の発見に力が注がれて、ついに一八〇六年ドイツの薬剤師、セルチューナーが阿片から現在でも最も重要な

表1　植物から単離された薬品

単　離	薬　　品	原料植物
1806年	モルヒネ	ケシ
1816	エメチン	トコン
1818	ストリキニーネ	イグナチウス
1820	キニーネ	キナ
	カフェイン	コーヒー
	コルヒチン	イヌサフラン
1829	アトロピン	ベラドンナ
1860	コカイン	コカ
1864	エゼリン	カラバルマメ
1887	エフェドリン	マオウ

天然薬物の一つであるモルヒネを結晶として取りだすことに成功した。この歴史的快挙をスタート時点として、一八〇〇年代に現在なお重要な医薬品として薬物療法に用いられている多数の薬物が結晶として単離されてきた（表1参照）。

第二次世界大戦をはさみ抗生物質であるペニシリンが発見され化学療法の隆盛をもたらし、現在の多様な医学へと変革がなされた。

(2) 中国医学（漢方医学）

漢方医学は二〇〇〇年前の漢の時代にはすでに体系化されていたと考えられる。漢の武帝（BC一四一―八七）の頃と言われているが、治療は針灸療法を中心にすえた「黄帝内経」が著されている。その後、後漢の時代に「神農本草経」が著された。本書には上薬、中薬、下薬それぞれ一二〇、一二〇、一二五種の計三六五種の薬物が収載されており、上薬は食品に限りなく近く、長く用いれば長命が全う出来ると書かれている。反面、下薬は毒性が強いことが説かれ、病気以外には用いられない。本書はなお現代においても研究者がひもとく重要な原典である。

張仲景（二〇〇年頃）が「傷寒雑病論」一六巻を著作した。本書は後に「傷寒論」と「金匱要略」となり、現在の漢方を目指す者は必ずひもとく原典で、多くの優れた漢方処方が収載されている。

時代が一六世紀になり「本草綱目」が李時珍によって刊行された。一、八九八種の生薬と八、一六〇にのぼる処方を収載している。本書は現在でも身近な書物であり、植物や天然物を研究する者にとっては座右の書となっている。

今まで漢方医学と言ってきたが、厳密には中国の医学は中医学と言い、日本のそれを漢方医学と言うのが正しい。中国の医学は「傷寒論」や「金匱要略」等の処方が改変され、現代の中医学へと変遷してきているが、伝統的な中国の医学を総称して中医学と称している。現在は中医学と西洋医学、その両者を融合した中西医結合の三分野で発展している。

日本の漢方医学は仏教の伝来とともにもたらされた。鎌倉、室町、江戸時代それぞれ特色ある発展を遂げてきたが、明治政府がドイツ医学を採用したことから一時衰えた。しかし一九三〇年代になり復活し、第二次世界大戦中に一時途絶えた復活ムードも、再び活発な活動が開始し現在に至っている。

ヒトの全ゲノム解析が終了した。このことにより、各種の病気に関係している遺伝子の解析が進み、それらの情報を利用して新しい薬が作られるだろうとの見方が強い。このことによって人それぞれに合った薬を作り、それを使って治療を行おうとする考え方があり、テーラーメイド医療という言葉が使われている。漢方は病名に対する漢方処方ではなく、病体、体調等総合して証《しょう》を決定し、場合によっては同じ病名の人に全く異なる処方が投与されることも少なくない。これは本当の意味でのテーラーメイド医療だと言えよう。これこそアジアが誇る英知の一つと言っても過言ではない。

なお、この他に三大医学の一つであるインド系のアユルベーダ医学やタイの伝統医学、ジャムーと呼ばれる伝統薬を中心にしたインドネシアの医学等があるが、これらの医学については他の書に委ねることにした。

2 人参（写真1）

(1) 人参の歴史と植物学的背景

人参と言えば野菜の人参をイメージすることが多いかも知れない。そこで医薬品である人参は薬用人参とか高麗人参という呼び方をしている。これは日本でだけみられることで、ヨーロッパやアメリカ、他のアジア諸国では薬用人参はジンセンと呼ばれ、野菜の人参とは区別している。

人参は前述の「神農本草経」に「五臓を補い、精神を安んじ、魂を定め、驚悸を止め、邪気を除き、目を明らかにし、心を開き、智を益する。久しく服すれば身を軽くし、年をのばす」と記載されており、生薬の中で最も重要な薬物と考えられている。人参は韓国と中国をはじめとするアジア諸国で、長い間、補血強壮剤として利用されてきた薬用植物である。後述のようにアメリカニンジン、日本には竹節人参等、人参と類似したものがあるが、人参とは若干形態や成分に違いがある。

人参はウコギ科（Araliaceae）に属し、パナックス属 *Panax ginseng* C.A. Meyer と命名

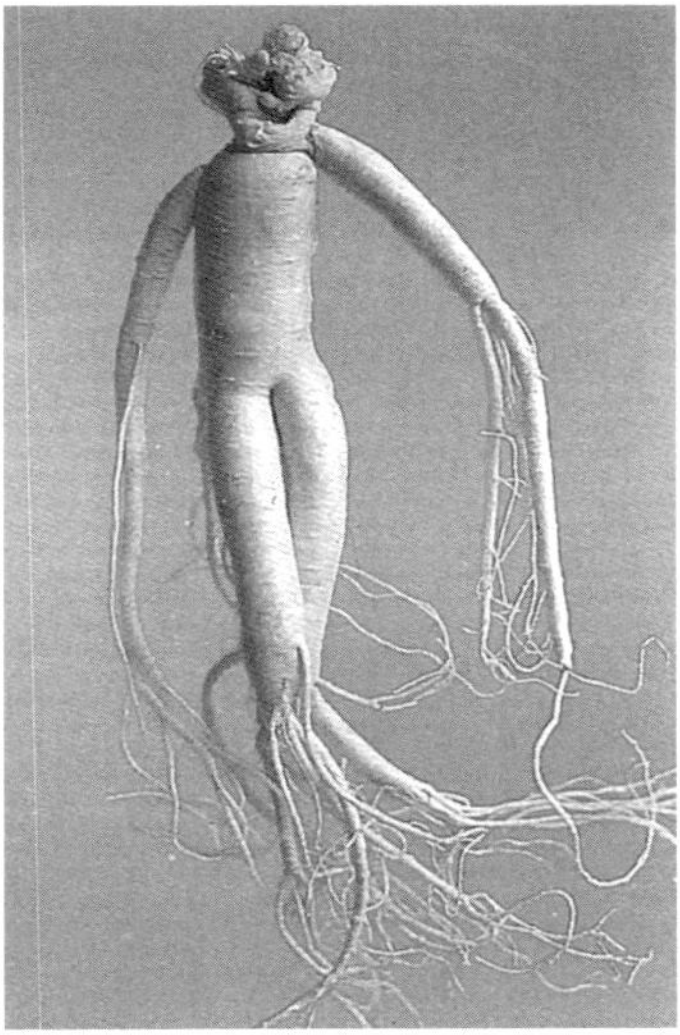

写真１　人の形に似た人参
　多くの薬効を持ち，次世代の健康をささえる生薬と目されている。（朴博士提供）

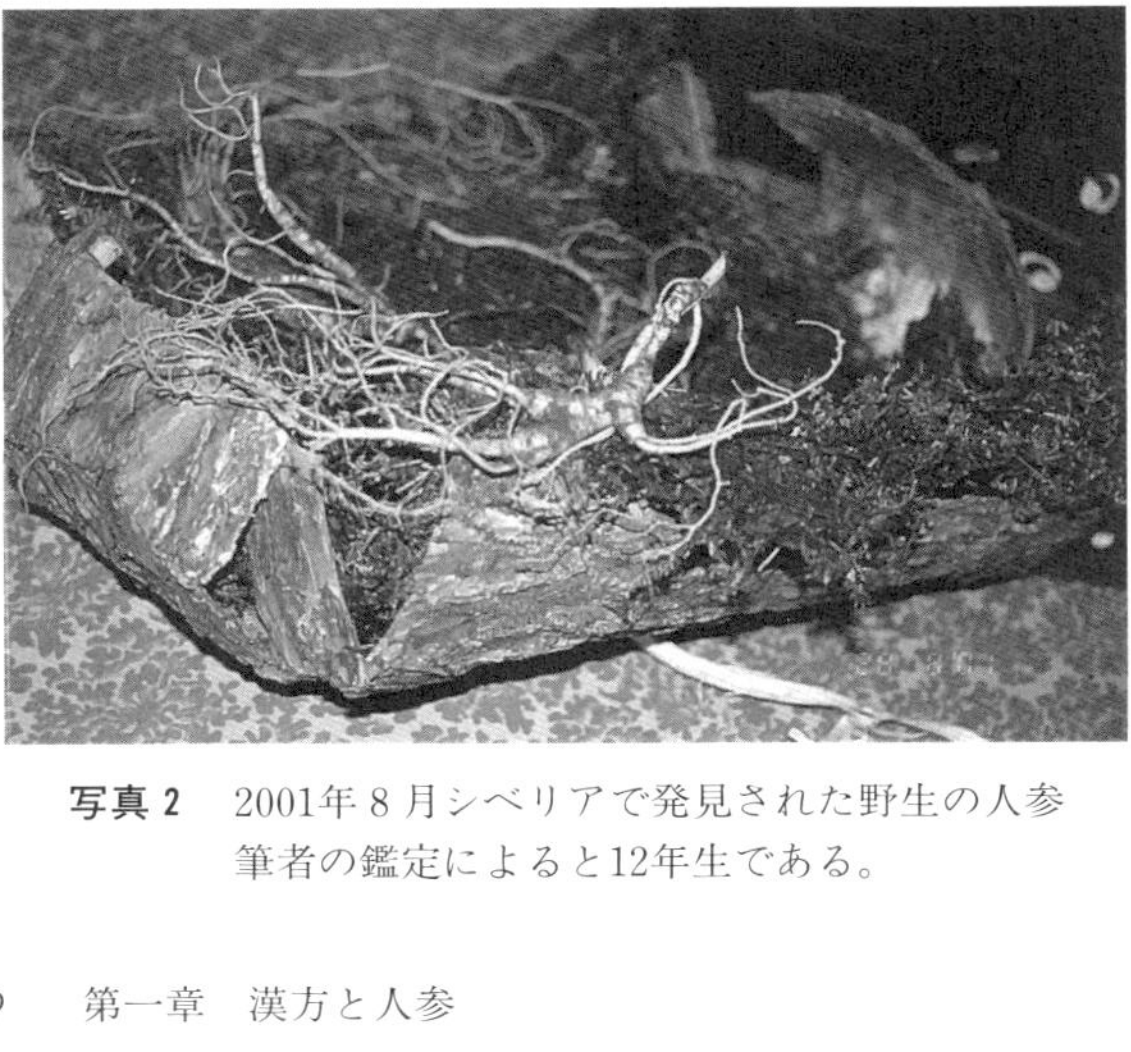

写真２　2001年８月シベリアで発見された野生の人参
筆者の鑑定によると12年生である。

されている（口絵1、2）。後で触れるがパナックス属には主なもの四種が流通している。それぞれの薬効は異なっており、古くから薬用として使用されてきたものは主として人参である。数百年前には世界各地に野生の人参が育っていたと考えられる。このことは聖武天皇の没後、正倉院に納められた生薬六〇種の中に人参も入っていることからもわかる（七五六年）。それらはすべて野生株を採取したものなので、何世紀にもわたり供給することが可能なほど野生種が多かったことが容易に想像できる。しかし現在野生の人参が発見されることは極めてまれである。写真2は二〇〇一年八月にシベリアで見つかった貴重な野生人参である。

では人参はいつから栽培されるようになったのであろうか。このヒントは人参の効能が記録されている書物にある。前にも述べたように紀元一世紀ころの著作と言われる薬物書、「神農本草経」にその薬効が記載されているが、人参の種類には触れていないので、この時代には野生品を用いたのであろう。しかし李時珍の著した「本草綱目」には、高麗参、白済参等の区別がなされている。この歴史的な記載事実から三国時代にはすでに人参の栽培がなされていたものと考えられる。

人参の栽培方法は通常の作物とは大きく異なっている。すなわち人参は一度栽培すれば、少なくとも十数年間は同じ土地へ植えることができないと言われる。また、土壌と地形により収穫量が大きく異なるため、栽培に際しては人参に合った土地を選ばなければならない。さらに一般の作物に比べ著しく異なっている点は、植える前に二年間草を土壌にすきこんで、人参栽培に適した土壌を作りあげる必要がある。こうした土作りを行った特殊な床土で育てた苗を移植し、日よけをして化学肥料は一切与えないで四年から六年間栽培する。このように人参栽培は、現在望まれている有機農法を長い間維持し続けてきたことになる。一日中、または季節によって人参が直射日光を受けないよう日よけを設置しなければならない。写真3は島根県の大根島における栽培地の状況である。上部にはわらを用いて屋根が作られている。一方写真4はカナダにおけるアメリカニンジンの栽培状況で、寒冷紗でカバーし日光を適度な照射量に調節し、大規模栽培が行われている。

写真1に見られるように人参は特異な形をしている。人参はその形によっても値段が左右されるので、四～六年の栽培期間中に人の字に似た頭部、胴体、手足に相当する形に育てることが重要となる。一年目には根が肥大するとともに数十本の細い根が出てくる。二年目に移植するとき細い根はすべて切除する。残った主根だけを植えると再び細い根が出るとともに主根が肥大し、人参特有の形が出来上がる。六年間栽培した人参は、頭部が肥大して、胴

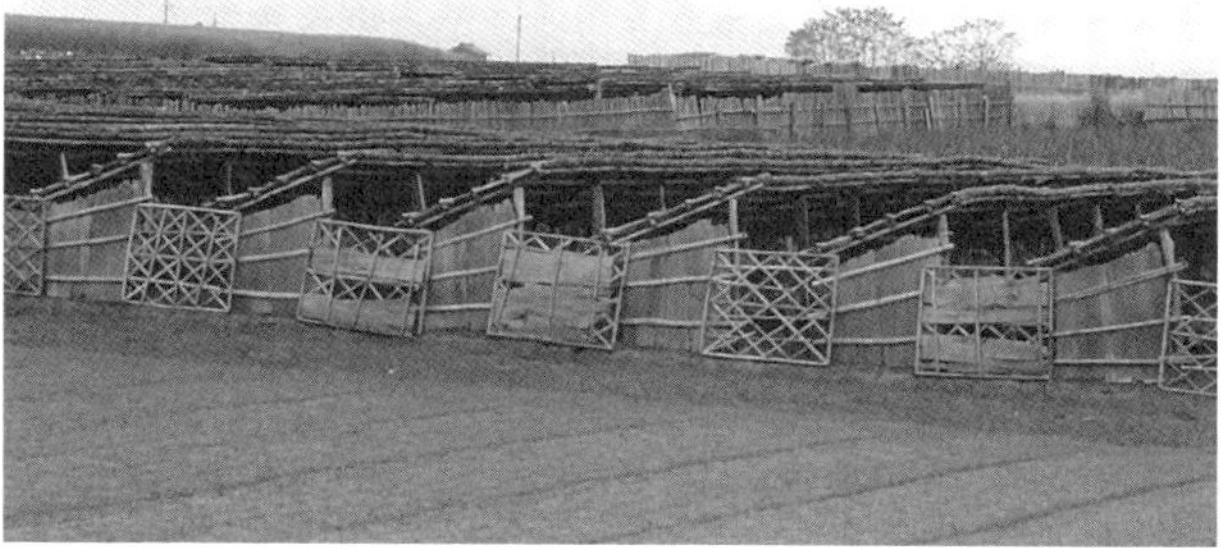

写真 3　島根県大根島での栽培風景
直射日光をさえぎり，北側だけがあいている。さらに盗難防止の柵もみられる。

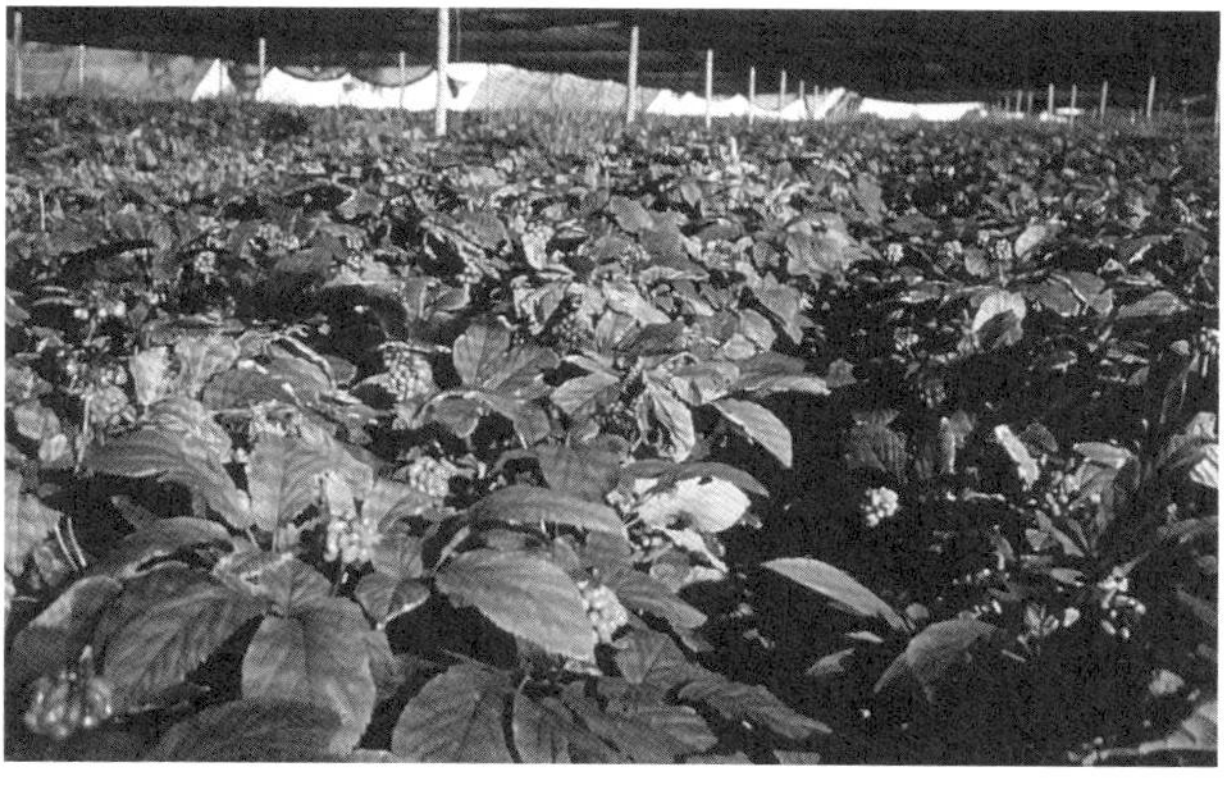

写真 4　カナダにおけるアメリカニンジンの栽培状況
トラクターで収穫する大規模栽培が行われている。
（隅本氏提供）

体は長さが七～一〇センチメートル、直径二～三センチメートル、何本かの細い根を持ち、根全体の長さが三〇センチメートル前後、重さが四〇～一二〇グラム、ときには三〇〇グラムにも達することもある。

(2) 日本における人参栽培

人参の栽培はすでに述べたように韓国、中国、カナダ等で行われているが、日本においても約三〇〇年の歴史がある。それでは日本の歴史的背景に少し触れてみよう。

秀吉の朝鮮出兵とともに人参の種子が何回かもたらされ栽培を試みるがいずれも失敗に終わっている。江戸時代に入り三代将軍家光の時代に日光の今市でその栽培に成功し（一六二八年）、以後種子を各藩へ配付し全国的な栽培を奨励した。幕府から配付されたことから「御種人参」と呼ばれ、それがなまってオタネニンジンとなったと言われている。現在の正式な植物名もオタネニンジンである。

薬園の奨励とも相まってオタネニンジンは各藩で競って栽培されたものと考えられるが、環境に敏感で、栽培が困難なこともあって、次第に淘汰され現在では長野県、福島県、島根県での栽培に限定される。栽培された人参は主に輸出用として香港や台湾へ出荷されていたが、円高傾向が続いたため、輸出が大幅に落ち込み栽培者が激減し、栽培は壊滅的な状況と言われる。人参栽培のノウハウは一朝一夕に収得できる技術ではないので、三〇〇年受け継がれた文化遺産と言っても過言ではない素晴らしい技術を大切に継承したいものである。

(3) 人参の加工

生薬を加工することを修治《しゅうじ》と呼んでいる。人参の加工方法にもいろいろあるが、通常は四～六年の栽培の後、畑から掘り出す。掘り出したままの状態の人参を水参といい、乾燥させていないので生参ともいう。水参は、普通七五パーセント前後の水分を含んでいるので、掘り出した状態のままでは長期の貯蔵は難しい。水参を乾燥することにより長時間の貯蔵が可能となり、この乾燥したものを白参という。白参は加工形成によって形が整えられ、直参（まっすぐに伸ばした状態）、曲参（完全に二つ折りに曲げた状態）と中間の半曲参に大別される。白参に対して紅参と呼ばれる生薬がある。紅参は四～六年生の水参の皮をむかないまま蒸気で蒸して乾燥させ原形を維持したもので、加熱により澱粉質は糊化し、保存もよく、水溶性も高まる。淡赤褐色または濃茶褐色を帯びた貯蔵性のよい人参である。紅参は頭部の充実度、胴体と支根の均整、色あい、内部組織等の充実度によって、天参、地参及び良参に区別される。

(3) 人参の薬理効果

人参にはさまざまな薬用成分が含まれている。人参は澱粉等の炭水化物を六〇～七〇パーセント含有しているが、他の植物では見られない特殊な成分として、人参サポニン（ジンセノシド）、ポリアセチレン化合物、抗酸化性芳香族化合物、ニンジンアルカロイド、インシュリンと類似の作用を持つ酸性ペプチドなどを含有している。

人参の主な薬理成分として構造が明らかにされた人参サポニン、ジンセノシドは他の植物のサポニンとは違った特異な化学構造を持っている。その薬理効果も特異である。最近の分離分析技術の発達によって、今までに三〇種以上の人参サポニンの化学構造が明らかにされている。人参サポニンの化学構造の特性によってプロトパナクサジオール系、プロトパナクサトリオール系、オレアナン系サポニンに区分される（図1参照）。

表2に人参サポニンの薬理効果をまとめている。なお、人参サポニンは構造によって細かく区別されているので、少々専門的な話となるがそれぞれのサポニンについて触れることにする。

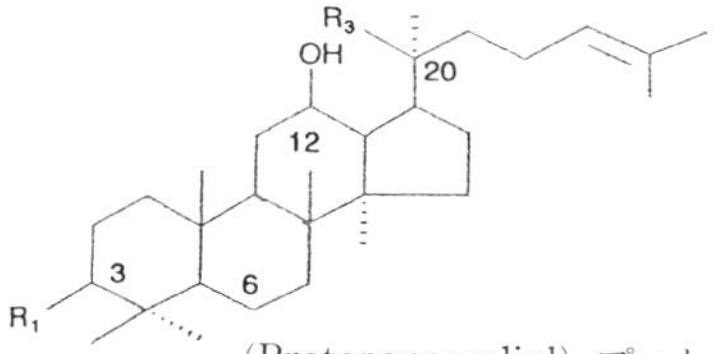

(Protopanaxadiol) プロトパナクサジオール

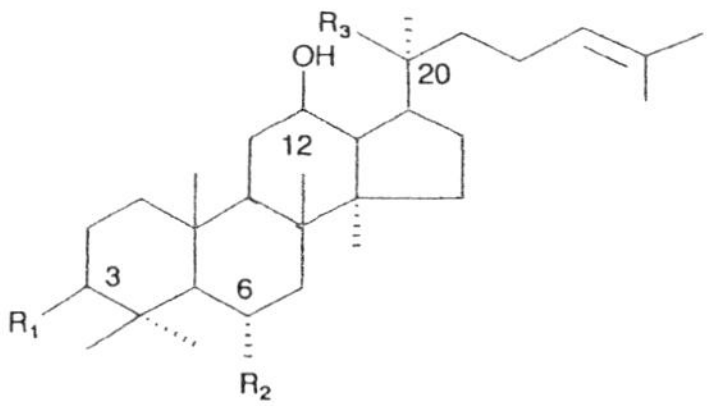

(Protopanaxatriol) プロトパナクサトリオール

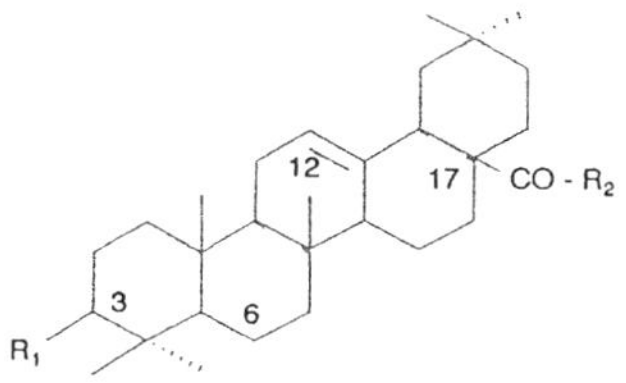

(Oleanolic acid) オレアノール酸

図 1　人参の主薬用成分の構造式

表 2　人参サポニンの薬理効果

プロトパナクサジオール系サポニン	
ジンセノシド-Rb_1：	中枢神経抑制作用，催眠作用，鎮痛作用，精神安定作用，解熱作用，血清蛋白質合成促進作用，中性脂肪分解抑制及び合成促進作用（インシュリン類似作用），コレステロール生合成促進作用，プラスミン活性化作用，RNA 合成促進作用，副腎皮質ホルモン分泌促進作用など
ジンセノシド-Rb_2：	中枢神経抑制作用，DNA，RNA 合成促進作用，プラスミン活性化作用，副腎皮質ホルモン分泌促進作用，抗糖尿作用など
ジンセノシド-Rc：	中枢神経抑制作用，RNA 合成促進作用，血清蛋白質合成促進作用，プラスミン活性化作用，副腎皮質刺激ホルモン分泌促進作用
ジンセノシド-Rd：	副腎皮質ホルモン分泌促進作用など
プロトパナクサトリオール系サポニン	
ジンセノシド-Re：	中枢神経抑制作用，DNA，RNA 合成促進作用，プラスミン活性化作用，副腎皮質刺激ホルモン分泌促進作用など
ジンセノシド-Rg_1：	中枢神経興奮作用，抗疲労作用，疲労回復作用，記憶学習機能改善作用，DNA，RNA 合成促進作用，プラスミン活性化作用など
オレアナン系サポニン	
ジンセノシド-Ro：	抗炎症作用，解毒作用，抗トロンビン作用，血小板凝集抑制作用，抗肝炎作用，大食細胞活性化作用など

社団法人高麗人参学会編『高麗参の理解』より

人参の特異的な薬効成分であるジンセノシドに関するユニークな研究を一つご紹介しよう。ジンセノシドにはプロトパナクサジオール系とプロトパナクサトリオール系のサポニンがあることを述べたが、薬理学的には前者が抑制傾向で後者が興奮傾向を示す。このように生薬類は相反する活性をもつ成分を同時に含んでいるので、漢方薬が人のバランスを整えて病気を治すという理論に合致していると言える。そこで薬理活性を論じる場合、両者の成分を正しく把握する必要が出てくる。従来は両者を簡単に識別する方法は見いだされていなかった。

(4) 人参に含まれる有効成分の検出と各種人参の鑑別

口絵3のAは生薬の中に含まれる成分を簡単に調べる薄層クロマトという手法である。この方法によるとすべての有機化合物に色がつくが、どのような成分であるかは全く判別出来ない。そこで薄層クロマトの上に、ある種の膜（タンパク質を吸着するPVDF膜等）を被せ、薄層クロマト上にある成分を加熱することにより膜へ移動させる。そこでその膜を反応させてタンパク質と結合させる。このことによってジンセノシド類を膜へ吸着出来るようにする。さもないと成分は膜に止まることが出来ない。次に登場するのが二種類の単クロン抗体である。あらかじめ作っておいた二種類のジンセノシドに対する二種の単クロン抗体、つまり抗原抗体反応がおこりうる抗体と反応し、さらに単クロン抗体に対する抗体を反応する。抗体にはあらかじめ酵素を結合しており、その酵素と反応すると色が出る仕掛けをしているので、口絵3のBのように赤い色と青い色を示すスポットに大別される。この色が大変重要で、上記のプロトパナクサジオール系とプロトパナクサトリオール系のサポニンを色分けしているのである。前者は青色で後者は赤系統の色となる。この染色によって確かに人参であるという保証が得られるし、体に対しての効き方も予想がつく情報まで提供する。この方法はイースタン・ブロッティング法と最近筆者らにより名付けられた世界で最初の方法である。ちなみに同様な名前はノーザン、サザン、ウエスタン・ブロッティングと称するものが開発され、各種の研究で頻繁に使われているので、全く新しいイースタン・ブロッティング法が人参の成分を介して開発されたことになる。

パナックス属の中で世界的に大きな流通量となっているのは四種に限定される。つまり今までに述べた人参とアメリカニンジン（広東人参：洋参）、デンシチニンジン（田七人参：三七人参）、トチバニンジン（竹節人参）である。アメリカニンジンの野生株は厳重な保護政策が行われているのでアメリカ北部の山に自生している。既に述べた通りこの種はカナダを中心に大規模栽培が行われており、中国へも輸出され、洋参と呼ばれ高値で取り引きされ

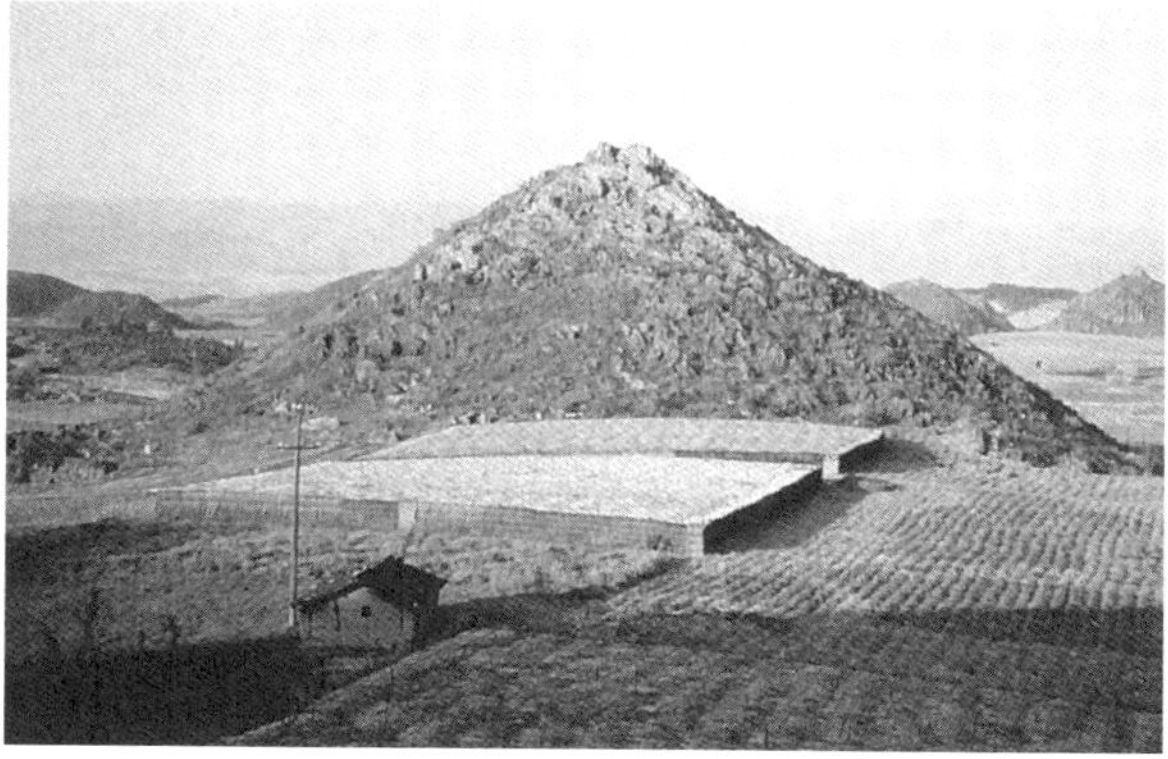

写真 5　中国におけるデンシチニンジンの栽培

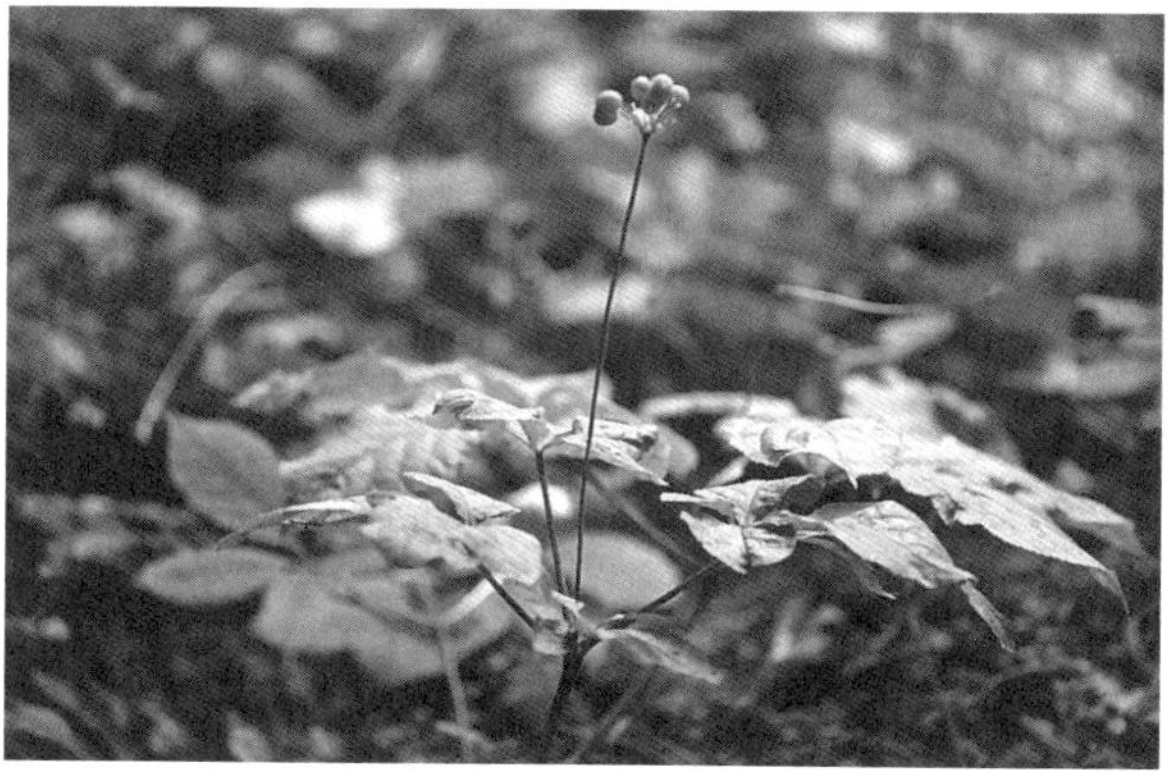

写真 6　日本に自生するトチバニンジン
地上部はオタネニンジンやアメリカニンジンと区別出来ないほど似ているが，根は竹の節と似ているので竹節人参と呼ばれる。

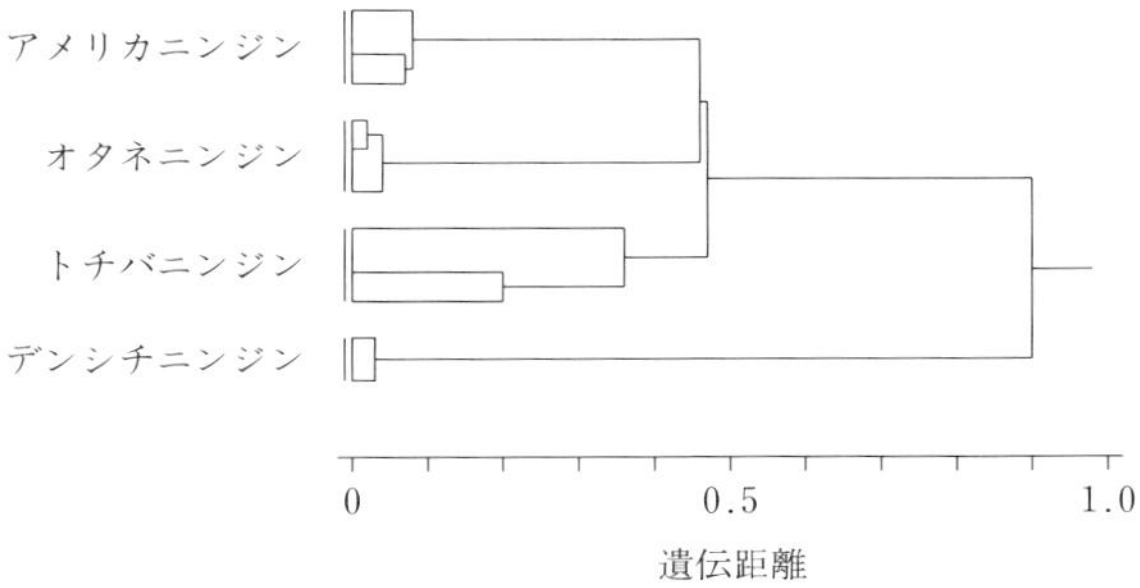

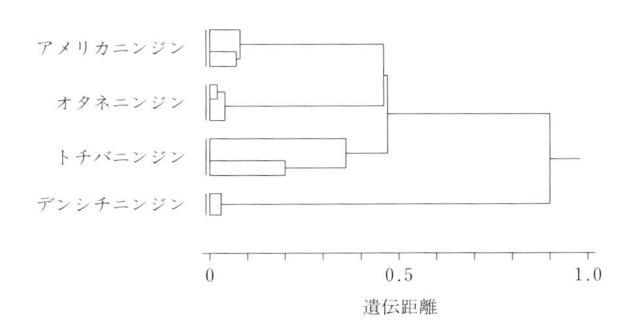

図 2　各種人参の DNA 分析による類縁関係
上からアメリカニンジン，オタネニンジン，トチバニンジン，デンシチニンジン（それぞれの種について 2～3 個体を用いて分析した）

ている。薬効を比較してみると、人参は体が弱った人に用いられることが多いが、アメリカニンジンは体の充実した人に用いてもよいことになっている。

デンシチニンジンは中国の雲南省で栽培される特殊な人参である（写真5）。古くから高貴薬として珍重され、特に止血薬として用いられている。トチバニンジン（竹節人参）は日本の各地にも自生が多い（写真6）。根が竹の節に似ているのでそう呼ばれている。トチバニンジンは人参とは異なるサポニンを含んでおり、痰を切るために、また、胃薬、育毛剤等の用途で用いられている。

人参は高価な生薬であるために偽物が混じっていることもある。このため正しい生薬

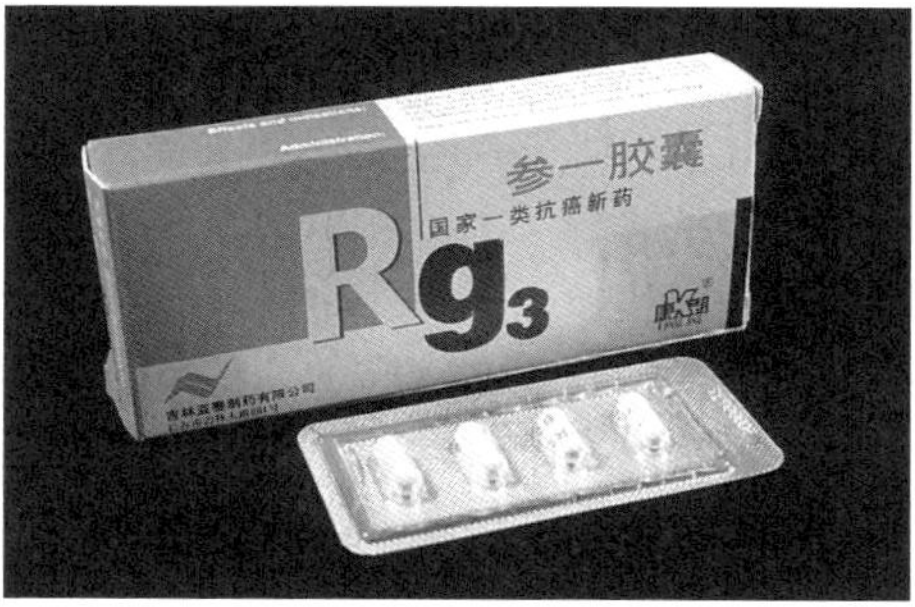

写真 7　抗ガン剤となった人参サポニン，Rg_3
（泰野耕司博士提供）

であるかどうかの判定をしなくてはならない場合もある。このために先のイースタン・ブロッティング法が開発されたのであるが、この他の方法でも確認をする必要がある。そこで登場したのが遺伝子分析である。

小さな遺伝子の断片を人参の遺伝子とともに遺伝子を増幅する機械で増幅し、入念に調べて遺伝子関係が近いか遠いかを調べたのが図2である。この方法によれば人参とアメリカニンジンは近親で、それについでトチバニンジンが近いがデンシチニンジンはかけ離れていることが判る。植物の形態から判断してこの判定は正しいと言える。

人参は古来より最も重要な生薬であることをご理解頂けたかと思う。生薬そのものを医薬品とする使い方について述べたが、二年前からジンセノシドRg_3と称される人参由来の純粋なサポニン成分が中国において医薬品として承認された。これは十数年前、当時の大阪大学薬学部北川勲教授（現同名誉教授）がジンセノシドRg$_3$に血管新生を抑制する作用があると発表された報告をもとに、中国でジンセノシドRg$_3$の臨床試験が繰り返され新薬承認に至った（写真7）。血管新生を抑制することにより、ガンを兵糧攻めにし、ガンの転移を抑える働きを発揮する。この新薬の発見は中国において大きなセンセーションを巻き起こし、これに続く医薬品を生薬・漢方薬から探し出してゆこうという動きが活発となり、多くの研究者が医薬品開発に情熱を注いでいる。これもアジアの英知と言えるであろう。

第二章　砂漠化防止と薬草

1　砂漠の成り立ち

砂漠の前段階が草原だが、草原において水分の供給が不十分だと半砂漠へと移行し、最終的には砂漠となって不毛の地と化す。写真8は中国の半砂漠地帯である。砂漠にも色々な種類の砂漠があり、ただの砂だけという例はむしろ少ない。たとえばサハラ砂漠は、細かく分類するとエルグ、レグ、ハマダと区別する。それではそれぞれはどのような状態の砂漠を意味するのであろうか。エルグは通常イメージする砂漠で砂のみが続く砂漠である。レグは礫から成り立っている砂漠で、ハマダは岩盤が連なる砂漠である。以下に述べるような砂漠に特有な植物が生育しているのは礫砂漠が主体をなしており、砂砂漠や岩盤砂漠には植物は育つことは出来ず植物を寄せつけない恐怖の世界となる。

通常の植物は土壌の水分を根から吸収するので、土壌水分に植物の存否がかかっている。森林が発達するのは土壌水分が多い地域であり、その反対に極端に土壌水分が少ない地帯は草原となり、極限が砂漠である。一般には年降雨量が二〇〇ミリリットル以下の乾燥地帯の原野である。砂漠の成り立ちについては古生物学の分野で調査されており、花粉の化石等に

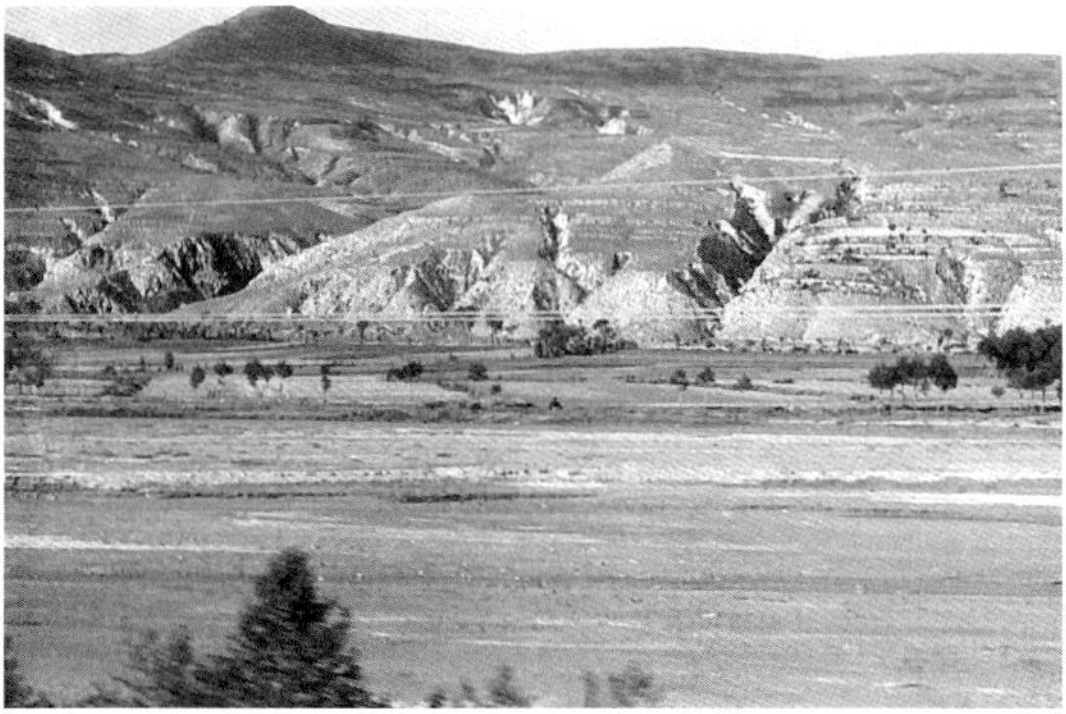

写真8　甘草や麻黄が生育している中国の内蒙古地域

よって当時の植生が推測されている。もっともなじみ深いアフリカのサハラ砂漠に触れてみよう。サハラ砂漠の約四分の一は植物をまったく寄せ付けない死の世界と化した砂漠である。しかし一万年前には樹木も茂り、それらを餌とする大型の哺乳動物が生息していたことが知られている。砂漠に生えている植物は地域によって特徴がある。このことは、広大な砂漠は数万年前にすでに形成されており、砂漠という極限状態に順応出来るように植物の体を進化させ続けてきたものと考えられている。

近年砂漠化現象が大きな問題となっている。では何の影響で砂漠化が進んでいるのであろうか。大気の循環系の変化が乾燥気候をもたらした最も大きな原因と言われている。しかしこの他にもっと大きく影響しているのは、人為的な要因であろう。最大の原因は爆発的な人口の増加である。図3は人口の増加状況を調査したものである。土地の許容範囲をはるかに超えた人間の活動が砂漠化を助長していることは疑う余地がないであろう。すなわち燃料確保のための過剰の森林伐採を行い、食料増産のために草原を農地化し、農作物の過剰生産による塩類の上昇や過放牧を長年続けたこと、また、近年の過剰な炭酸ガスの放出による地球の温暖化現象等が主な要因と考えられている。表3は一九八〇年と一九九五年の森林面積を比較したものである。先進国では森林の増加傾向が見られるものの、アフリカやラテンアメリカでは一〇パーセント近く減少している。両方を相殺すると二五パーセントの退化である。これは極めて深刻と言わざるを得ない。

近年このような砂漠化現象は世界の陸地の四分の一で深刻な状況となっており約一〇〇ヵ国が影響を受け、実に全人口の六人に一人が砂漠化の影響を受けていることになる。従って人口の増加状況を見ると砂漠化のスピードを予測できるであろう。加速度的に拡大することは自明で、今こそ全世界の知恵を結集し砂漠化を防止しないと人類の未来はないと言えよう。

一九九四年国連において砂漠化対処条約が採択された。一九九六年発効し、一九九八年には日本も正式な加盟国となった。厳しい干ばつや砂漠化に直面している国で、とくにアフリカ諸国で砂漠化に対処するための条約である。現在約一〇〇ヵ国が直接砂漠の影響を受けて

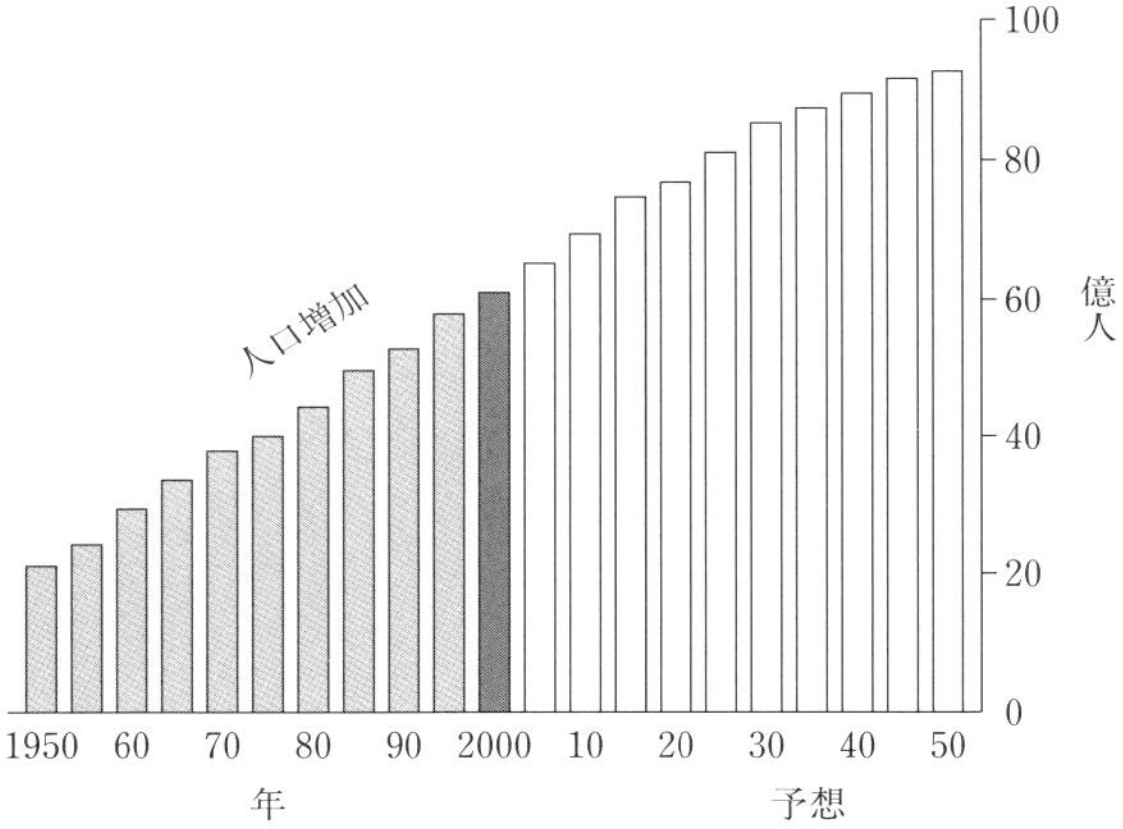

図 3　世界人口の増加予測（読売新聞2001年 9 月24日を改変）

表 3　1980年と1995年の森林面積の比較

ヨーロッパ	＋ 4.1
温帯，亜寒帯北米	＋ 2.6
オーストラリア，日本，ニュージーランド	＋ 1
工業先進地域	＋ 2.7
アジア，オセアニア途上地域	－ 6.4
アフリカ	－10.5
ラテンアメリカ，カリブ	－ 9.7
工業途上地域	－ 9.1

いるか、または砂漠化に直面している状況をみると、極めて重要な条約と考えられる。現在は砂漠と関係がないと思われる国でも間接的には何らかの影響を受けているので、ヒトという種の存続を維持していくためにも、今後ますます加盟国を増やし、国連の強力なリーダーシップのもと、何世紀もの先を見据えた適切な対応策が打ち出されることを願わずにはいられない。

2　砂漠への適応

砂漠は降水量が極端に低く、一年中ほとんど毎日蒸発量が降水量を上回っている。そのような地域には、その乏しい水分を有効に利用することができるように特化した植物が生存している。それらは多肉植物、深根植物、短命植物などに大別される。

年降水量が二〇〇～三〇〇ミリリットルの地帯は砂漠かそれに近い状態の草原であるが、いかに砂漠と言えども毎年、あるいは数年に何回かはかなりの量の雨が降ることがある。イネ科植物等に多く見られるのであるが、短命植物と言われる一群の植物がある。これらは時々降る雨によってもたらされる土壌水分を十分に利用し短期間に発芽をさせ、一気に成長し、開花・結実を終えて子孫を残すことが可能な能力を備えている。このような状態は高山植物にも見ることが出来る。恐らく何万年もかけて環境にあった形質を身に付けたのであろう。極端なものは、わずか二週間でその一生を終えるという。通常では考えられないスピードで分化・成長して二週間前後で種子形成を終えるのである。種子は次の雨までひたすら待ち続けることになる。

一方深根植物と呼ばれるグループは、十分な土壌水分がある内に一気に地下深く根を伸ばし、乾期でも地下の水分を有効に利用出来るように対応している。また、多肉植物は表皮や気孔の構造が水分の蒸散を防ぐような特殊な構造になっており、雨期に十分吸水し、蓄わえた水分を乾期に少しずつ消費して生活している。また、多肉植物は露の発生しやすいところに生育しているものが多く、霧や夜露の水分を吸収して貯蔵するシステムをとっている。

3　特徴的な乾生植物の分布

さて、世界のおもな砂漠は次の表4のように六つに大別できる。

砂漠に生息する植物は地域により大きく異なっている。アメリカの西部劇に登場する背の

表4　世界のおもな砂漠

地　　　域	砂　　漠　　名
サハラ〜アラビア〜パンジャブ	サハラ，ネフド，シリア，ルート，カビル，タール
黒海〜モンゴル	キジル，カラ，タクラマカン，ゴビ
オーストラリア内陸	ビクトリア，ギブソン，シンプソン
アフリカ南部	ナマクアランド，ナミブ，カラハリ
アメリカ合衆国南西部〜メキシコ	モハーベ，チワワ，ソノラ，バファ，カリフォルニア
南アメリカ西岸	アタカマ砂漠，パタゴニア荒原

高いサボテンはアリゾナ州に自生するサガロサボテンである。大きいものだと一五メートル以上の高さで重量も五、六トンになる。このように巨大なサボテンは他の砂漠には生息していない。この原因は、先にも述べたが砂漠といえども少ないながらも雨が降るので、雨が降る時期や期間により、また、気温との関係等によるものと考えられる。このように微妙に異なる環境に徐々に順応し適応出来る態勢を身につけたのが自生種である。

ＣＡＭ（Crassulacean Acid Metabolism）植物、つまりベンケイソウ科に多い独特の光合成を行う植物群は砂漠に自生するものが多い。通常の光合成を行っている植物をＣ３植物と呼んでいる。Ｃ３植物に比べてＣＡＭ植物は一般に光合成効率が高く、温度が高くても光合成を行うことが出来る。また、乾燥条件下でも水分の保持を行いながら生命を維持していける特技を身につけている。これは水分の蒸散が激しい昼は気孔を閉じて、夜になって気孔を開き炭酸ガスの固定を行い糖類の合成を行う。また、砂漠には塩分が蓄積しているが、そのような地にも生育できるのがCAM植物である。それではどのような科に属した植物が多いのであろうか。以下の通りである。

アガベ科、トウダイグサ科、ザクロソウ科、フウロソウ科、ガガイモ科、シソ科、キク科、ユリ科、パインアップル科、カタバミ科、サボテン科、ラン科、ベンケイソウ科、コショウ科、ウリ科、スベリヒユ科、ブドウ科等となっている。この内すべてのサボテン科植物とベンケイソウ科、トウダイグサ科、パインアップル科、さらにキク科、ユリ科に多くのCAM植物が認められている。これらの植物は一様に茎や葉に水分を多く含み、革質化した表皮を持っている。このような性質も乾燥地帯で生き抜くために長い間に備わってきたものであろう。従って以上のようなCAM植物を砂漠化防止のために栽培することは理にかなったことと考えられる。しかし残念ながら経済性のある植物はアロエ属等少数の限られた種となっており、砂漠化防止の切り札とはなり得ない。

砂漠およびその周辺の半砂漠地域に野生する植物は、種子植物約一〇〇科となっている。これらのうち、上記表4に示す全地域に自生している植物は、イネ科の短命植物とアカザ科の短命および多肉植物である。五地域に自生しているものはリュウゼツラン科の多肉植物とマメ科の短命および深根植物、キク科の短命および多肉植物等である。四地域に共通して自生している植物として、後述のマオウ科やタデ科、スベリヒユ科、トウダイグサ科、カンラン科、ナス科、ゴマノハグサ科等となっている。上記六つの地域の内、五つの地域に自生しているマメ科の深根植物であるカンゾウ（甘草）と四つの地域に自生しているマオウ科のマオウ（麻黄）とは後述の通りそれらの過剰採取により砂漠化が助長されるとの見解から、中国からの輸出禁止令が出された。そこで甘草と麻黄の漢方における重要性や著者らの研究を紹介しながら、甘草、麻黄と砂漠化との関わりについて検証し、自生種である甘草や麻黄を砂漠化防止の担い手として栽培を進めるプロジェクトについて述べてみよう。

4　砂漠化防止のための薬草

(1)　甘草

マメ科に属するカンゾウ属植物は主として北半球の温帯から亜熱帯に分布しており、薬用とするものは南ヨーロッパから中央アジアを経て中国まで、乾燥した草原や砂質の土地に自生する。従って降雨量の多い日本にはもちろん自生はなく、実用的な栽培も不可能である。

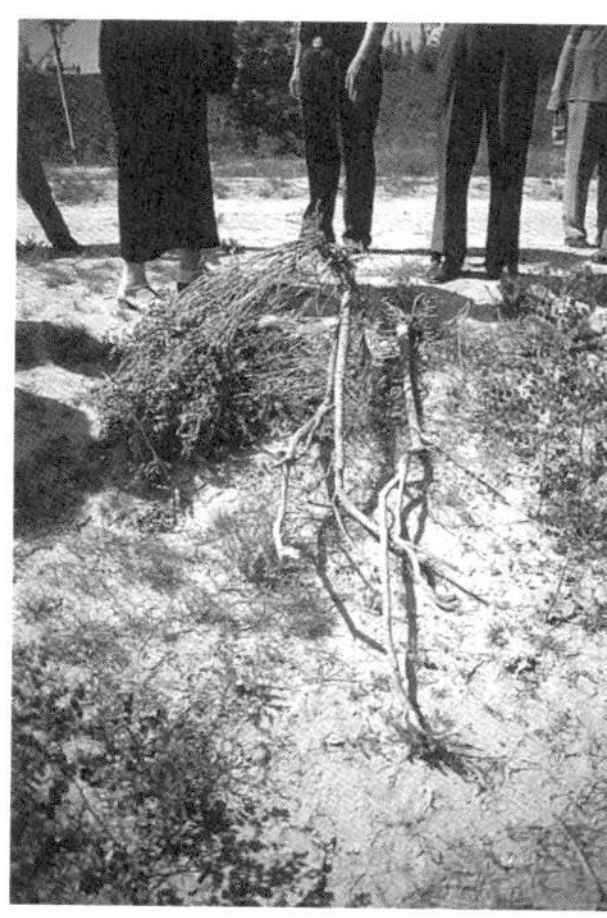

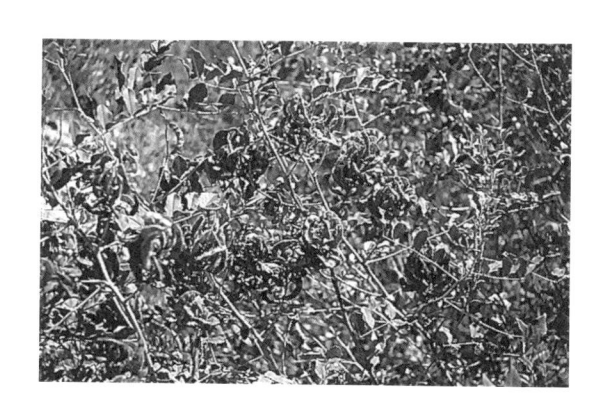

写真 9　甘草の自生地，中国銀川
上：甘草の結実，下：甘草の根

草丈は五〇センチメートルから二メートルに達する多年草で、葉は写真9に見られるように羽状複葉からなっている。花は紫色または赤色の蝶形花をつける（口絵4、5）。現在は主として次のような種類を利用している。

グリチルリーザ・グラブラ *Glycyrrhiza glabra* L. はスペイン等南ヨーロッパからバルカン半島を経てコーカサスに自生し、茎や葉、果実に毛がない。

グリチルリーザ・ウラレンシス *G. uralensis* Fisch. はウラルから内モンゴル、中国東北部に分布し、果実がねじれている。写真9がこの種である。

グリチルリーザ・エキナータ *G. echinata* L. は地中海南東地方から南ロシア、西アジアから中国まで分布し、全体に毛がなく、地下茎がほとんど出ない。花は円錐花序につき、果実はイガ状の堅い毛がある。

欧米では主としてスペインで生産する「スペイン甘草」が用いられており、中東、イラン地域でも生産されている。中国では西北部から「新疆《しんきょう》甘草」または「西北甘草」、内モンゴル、東北部などから「東北甘草」が生産されている。日本へは主として中国甘草、とくに東北甘草を輸入している。

(2) 中国における甘草の実情（以下厚生労働省の資料から引用）

上述のごとく甘草や麻黄の採取が砂漠化を招くとの見解から、二〇〇〇年六月一四日付で以下のような中国国務院文書「二〇〇〇」一三号が出され、両生薬の採取が困難なことを物語っている。甘草については現状では麻黄のような中国政府による輸出禁止政策は打ち出されていないが、中国西北地域一帯での環境破壊が進行しており、その主原因のひとつとして甘草の乱獲が挙げられ、中国国内で甘草に関する様々な規制が行われている。

中国政府は、現在まで実施していた甘草の輸出許可制度を活用した輸出総量規制、輸出港の限定による無許可輸出の防止、輸出許可取得料の値上げ、生産地に対する管理・規制などで乱獲防止を進めている。また、中国国内各団体においても甘草の栽培研究や栽培による生産が実施されてはいるが、日本薬局方に適合する甘草（現実にはグリチルリチン含量が二・五パーセント以上と規定）の生産技術は確立されていない。表5に甘草と麻黄の輸入量を示す。

中国からの甘草の総輸出量は、一九九九年は五、六九一トンであり、日本の総輸入量は一九九九年は二、三八四トンで、このうち中国産は一、〇七八トンである。なお、二〇〇〇年一～一二月の日本の甘草総輸入量は四、一五一トンで、このうち中国産は三、二五〇トンとなっ

表5(1)　甘草の主な輸入国及び輸入量（kg）

	1996年	1997年	1998年	1999年
中国	1,880,108	1,463,415	570,579	1,078,974
アフガニスタン	3,078,602	407,023	971,005	1,213,162
ロシア	73,600	—	—	—
オーストラリア	—	61,701	—	92,196

(財)日本特殊農産物協会調べ

表5(2)　麻黄の主な輸入国及び輸入量（kg）

	1996年	1997年	1998年	1999年
中国	669,084	389,395	390,626	—

(財)日本特殊農産物協会調べ

ている。それではこれまでの経緯について検証してみよう。

中国の開放政策以降（一九五〇年代～）、甘草の国内外での需要が高まり一九九〇年代前半までその必要量は毎年拡大の一途をたどってきた。しかし甘草はそのほとんどが野生資源に依存していたため、環境破壊や資源の枯渇が絶えず懸念されていた。そのため、中国政府は甘草のみではなく、抽出エキスやグリチルリチンなどについても輸出を許可制としていた。

二〇〇〇年六月には中国国務院より「甘草、麻黄の乱採取防止に関する若干の問題の通知」が内部通達され（国務院文書「二〇〇〇」一三号）、さらに国家経済貿易委員会通知に基づき、六月以降その管内における甘草の採集・生産・売買・流通に関する規制を実施し、栽培化を推奨するに至った。二〇〇〇年一月には国家経済貿易合作部より甘草の輸出に関する政策の改正がなされ、年間輸出総量枠の縮小、輸出港の限定、甘草製品の許可証制度復活等がうちだされた。

中国が今後WTOへの加盟国となることにより、貿易に関する条件は世界ルールに近づくことになりすべての貿易商品に対する許可制、輸出規制等は発動しにくい状況になると思われる。しかしこと甘草に関しては今後も完全自由化は考えられない。また、砂漠化防止が最重要課題であるため中国国内での需要が優先され、輸出品に対する規制が今後さらに強化されるものと考えられるので、甘草の栽培化を促進する以外に打開の道はない。しかし栽培品の品質を考えた時、日本薬局方に適合する品質の甘草は得られていないので、グリチルリチン含量の高い野生品を輸入しようとする動きは依然強い。この点が最も重要なところである。野生種を採取することは出来ないが栽培種は別である。また、野生種を一本採取すれば一〇本を植えることが義務づけられたと言われている。

前述の二〇〇〇年六月の国務院文書「二〇〇〇」一三号通達は具体的には以下の通りである。

「甘草及び麻黄は国が重点的に保護・管理する野生の防砂植物であり、生態環境や草原資源を保護し、砂漠化を防止するという重要な働きをしている。しかし近年来、一部地域の甘草・麻黄の乱獲状況は非常に深刻で、草原の退化と砂漠化をもたらし、生態環境を酷く破壊し、農牧民の正常な生産と生活に影響を与え、ある地方では民族団結と社会安定にも影響している。このため果断な措置を取らねばならず、採集を禁止し、貿易を取り締まり、甘草・麻黄の乱獲を阻止する。ここに関係問題について下記の通り通知する。」

「甘草・麻黄の保護と栽培計画の制定。すべての資源分布地区は甘草、麻黄の保護と栽培計画を管理レベルごとに逐次制定しなければならない。県級以上の計画は、同級人民政府組織の関係部門によって制定し、上級人民政府に報告して批准を受ける。計画は明確に年度の採集計画とし、甘草・麻黄の区域面積と適応する採集量を列挙し、限定採集と輪番採集の措置を明確にし、採集禁止区域と育成区域を画定しなければならない。採集禁止区域内では一切の採集活動を禁止する。育成区域内では採掘が許される区域、時期、方法と工具を決めなければならない。また採集証明書による管理を行い、県級人民政府農牧主管部門は経済貿易、薬品監督管理部門と共同して詳しい規定を制定しなければならない。」

「甘草・麻黄の採集は、採集地域の県級人民政府農牧主管部門の署名による意見を、省級人民政府農牧主管部門に申請して採集証明の手続きをしなければならない。年度採掘計画量に基づいて採集許可を出し、計画量を超えて出してはならない。採集証明には所持人の年度採掘量を明記し、有効期限は一年とする。無許可採掘や違法採掘は禁止する。甘草・麻黄の販売は採集証によって行わねばならない。証書による採掘活動の管理は所属地の範囲内で行われねばならない。他の省、市、県（旗）郷（鎮）にまたがって採掘することは厳禁する。他人が使用権を共有するかまたは請負で草原の甘草・麻黄を採掘することも禁止する。甘草・麻黄採掘が植生の破壊をもたらす時は、県級以上の人民政府農牧主管部門は採集証の取り消し、また期限内に責任を持ってその回復を指令する。」

「甘草・麻黄専業、許可管理制度を実行する。国家経済貿易委員会は農業部、国家薬品監督管理局等部門と共同して、甘草・麻黄年度収穫計画を制定し、これによって薬品購買部門は購買許可証を発行する。購買許可を受けた部門は計画によって統一経営し、無許可または規定量を超えて採掘された甘草・麻黄を購買してはならない。その他いかなる部門や個人も甘草・麻黄の購買に従事してはならない。甘草・麻黄の輸出には国家の関係規定を厳格に執行しなければならない。」

「各級人民政府経貿部門は同薬品監督管理部門とともに甘草・麻黄製品の生産と経営企業の

監督検査を強めなければならない。無断で甘草・麻黄製品を生産・経営に従事する者は、『中華人民共和国薬品管理法』等関係規定によって取り締まる。」

「甘草・麻黄資源の保護と栽培責任制を設ける。誰が育て、誰が管理し、誰が利益を受けるのかという原則に照らして、甘草・麻黄の保護と栽培責任制を設けなければならない。市、県（旗）、郷（鎮）人民政府は草原使用権と草原請負責任制を推し進める場合、甘草・麻黄資源の保護と栽培責任を明確に規定しなければならない。確定した使用権または未確定の使用権と草原請負責任制については、必ず期限を付けて甘草・麻黄資源の保護と栽培責任を明確に規定しなければならない。」

（以下省略）

寧夏（壮族）自治区の銀川という都市がある。同自治区は図4の地図に見られるような地に位置している。その中心都市である銀川付近は年間降雨量が一五〇〜三〇〇ミリリットルとなっており、草原と砂漠が混在した状態である。実際には寧夏自治区の砂漠面積は一二六万ヘクタールに達しており、年々広がりつつあるとの見方がなされている。銀川は甘草の主集散地であることからも窺えるが、野生の甘草が多く、従って年々大量の甘草が無秩序に採

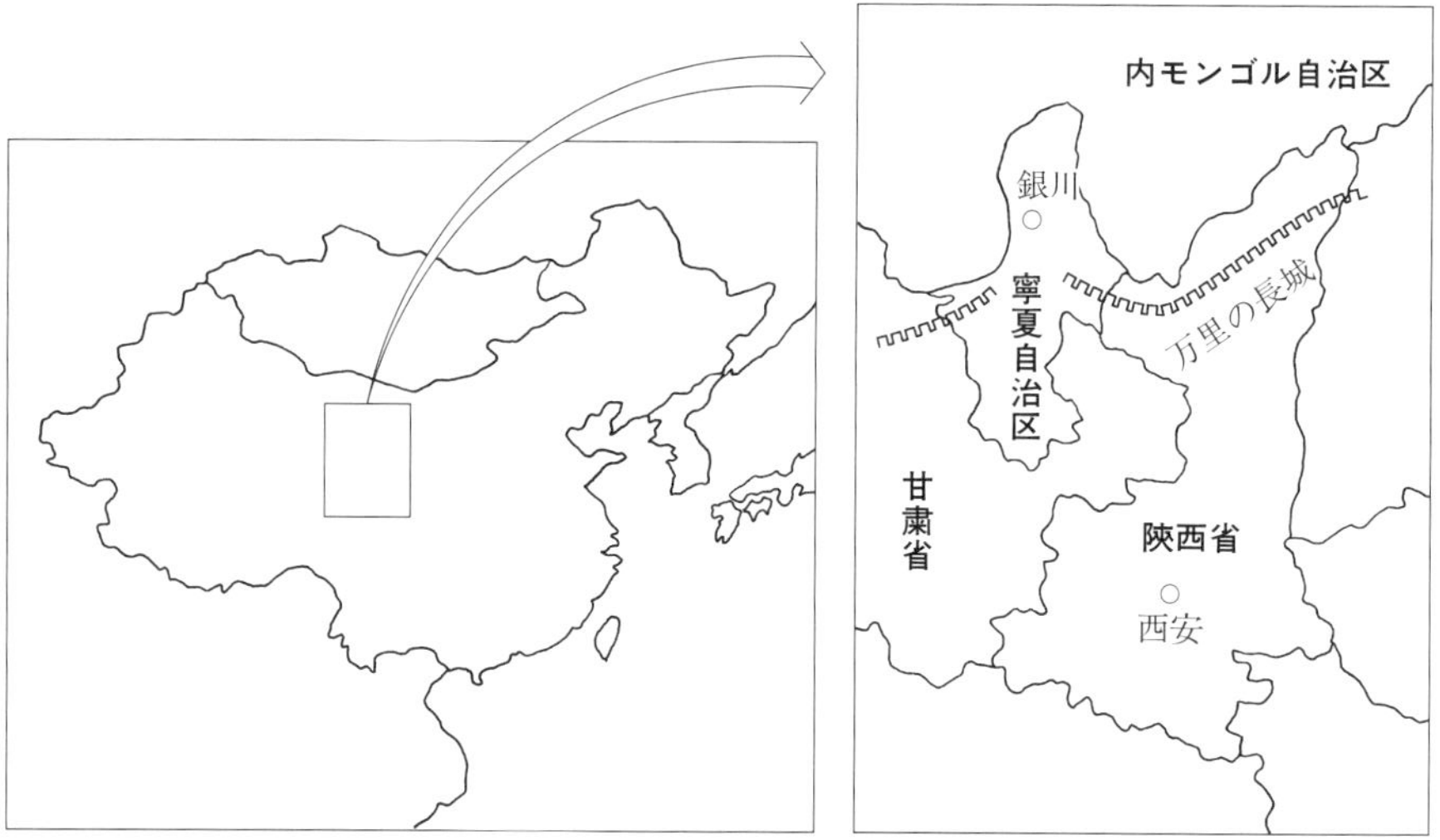

図4　中国寧夏自治区の地理

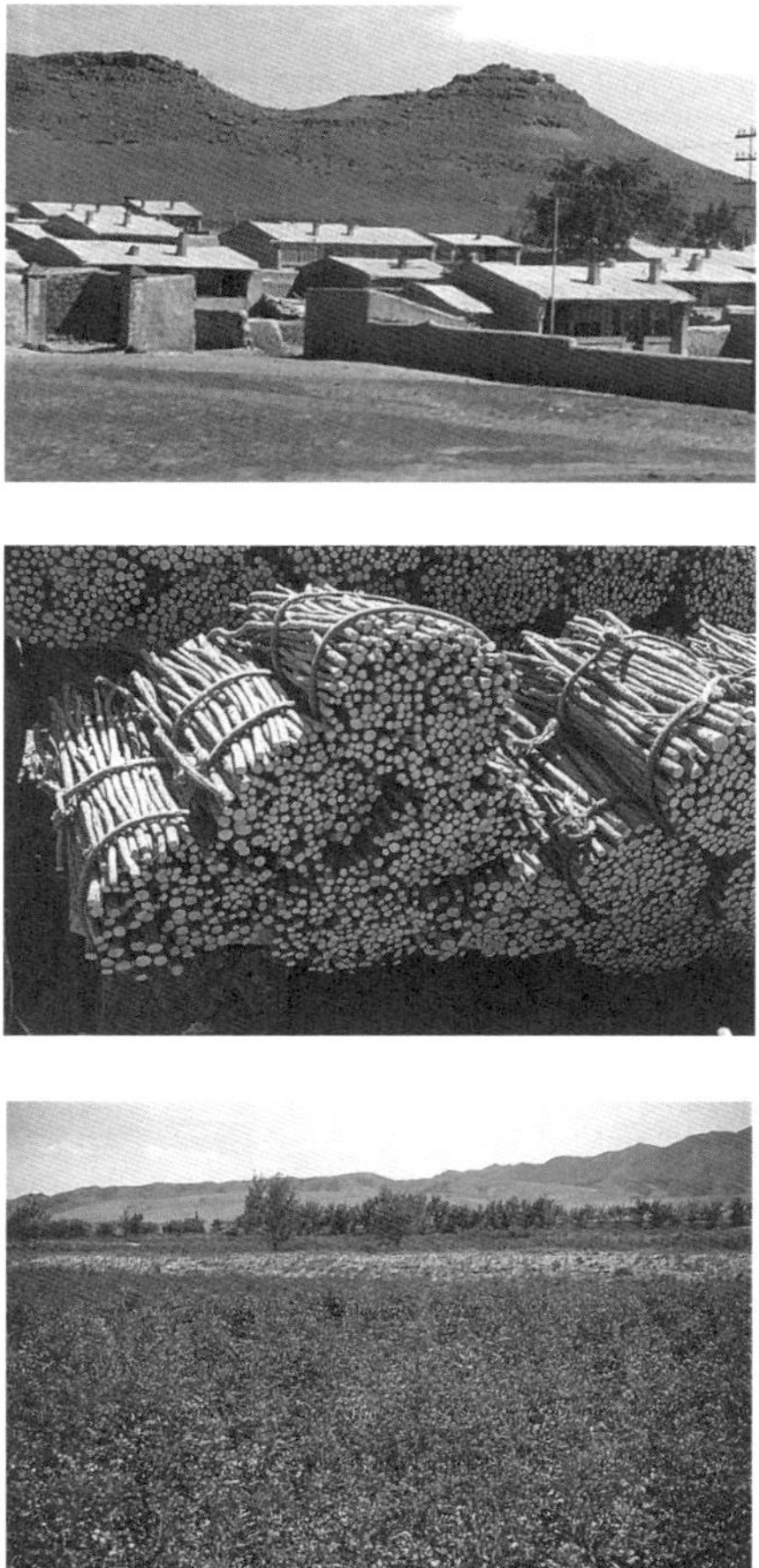

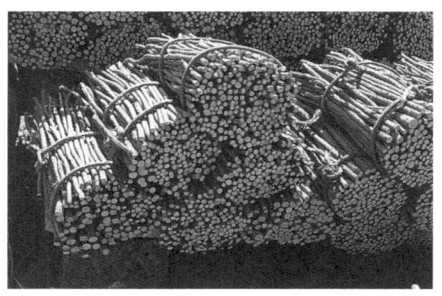

写真10　寧夏自治区銀川における甘草の生産
上：半乾燥地帯，中央：甘草の集荷，下：甘草の栽培

取された結果、砂漠の拡大を招いたものと考えられる。現在は栽培化が年々少しずつ進んではいるものの、品質に関する配慮は皆無である。

寧夏自治区の甘草資源破壊の実状について中国国家薬品監督管理局情報センターから以下のようなコメントが出されている。「銀川市より西へ一〇キロメートルのところにある毛烏素砂漠があるが、灌漑が整った草原には甘草等多数の植物が、半乾燥地帯に見られる豊かな植生を呈している。しかし、草原をはなれると砂漠地帯が広がり、限られた少数の植物がパッチ状に生育するのみで、砂漠の景観を示していた。（中略）残念なことであるが、我々は甘草の無計画な採取が砂漠化の一つの原因になっていることをよく認識しなくてはならないと思った」とある。

また、中国国家薬品監督管理局情報センターは次のように報じている。

―寧夏の甘草資源、甚だしく破壊。飛行機から見下ろせば酷い伐採―の見出しで始まっている。

「春、造林作業のために駆り出された小型飛行機が寧夏壮族自治区毛烏素砂漠の上空を飛行した際、乗務員が下界を見下ろしたところ、主翼の左下方、塩池県の馬児庄、雅児溝地区一帯で、黒々と見える数千人の群衆が甘草を採取している様子を発見。馬児庄地区だけでも六三万ヘクタールの甘草資源が壊滅的な破壊を受けていると報告している。甘草は九〇年代当初から地元政府が厳しい採取禁止令をしいたが、甘草の価格が跳ね上がるにつれ、今年になってから、商業利益を貪る農民が従来以上に一家をあげて結集し、草原に駐屯地を設け、略奪的な採取を行っている。新しく芽生えたばかりのひょろひょろとした甘草までがその対象となり、当地区の一・八万ヘクタールの草原はすでに破壊され砂漠化がさらに進行している。寧夏気象台の分析によれば、一九九七年春、北京などで度々発生した砂嵐は、毛鳥素砂漠の生態系破壊と直接の関連性があると指摘している。

寧夏の塩池県は防風、防砂林としての大きな役割を担っており、甘粛省、内蒙古、寧夏の省境として、生態保護と生態涵養のための重要な県となっている。現地政府がいくら造林、種蒔きのために飛行機を飛ばしても、このような略奪的な採取がくい止められない以上、山水華麗な大西北の自然を復活させることは空論になろう。」

以上の報道からみても、近年頻繁に中国各地を襲っている大規模な砂嵐の原因が薬草である甘草の無秩序な採取に端を発していることに驚きを感ぜざるを得ない。また、裏返してみると甘草や麻黄がいかに草原・砂漠に適応することが出来る植物であるかが理解できる。

そこで甘草や麻黄の薬草としての重要性について考えてみたい。

(3) 甘草の薬効

甘草は世界中でどうして重要視されているのであろうか。それは甘草の薬効によるものである。甘草は世界で最も古くから知られていた薬草の一つである。ギリシアのテオフラストス（紀元前三世紀）によって紹介されている。また、前にも述べたがギリシアの医師であったディオスコリデスにより著された「マテリアメディカ」（一世紀）にはグルコリザの名で載っており（図5）、肝臓、腎炎、胃炎の薬として、また、のどの乾きを癒すとあり、現在と同様な薬効が述べられている。いっぽう中国ではすでに触れた「神農本草経」に「甘草」の名で収載され、漢方薬の七〇パーセント以上の処方に配合されており、人参とともに最も重要な生薬の一つである。甘草は前述の通りカンゾウ属 *Glycyrrhiza* に属する植物で世界中で一五種類知られている。根やランナーと呼ばれる太い地下茎は砂糖の一〇〇倍も甘い成分、グリチルリチンを含んでおり、前述の漢方薬に配合され、また、医薬品であるグリチルリチン製剤や食品添加物の抽出原料となっている。属名のグリチルリーザはギリシア語の「甘い」と「根」を合成したもので、日本では平安時代の「本草和名」（九一八年）に阿末岐《あまき》の名がある。グリチルリチンは欧米では胃潰瘍、十二指腸潰瘍など消化器官潰瘍の治療に用いたり、薬物の悪味を矯正する矯味薬とする。漢方では鎮痙、鎮咳、去痰、解毒などを目的に、とくに急迫症状をゆるめる目的で他の生薬と配合して広く利用される。また、グリチルリチンは合成することは不可能なため甘草から抽出・単離され、肝炎やアレルギーの医薬品として治療に用いられている。さらに煙草、醤油などの甘味料として、工業的に大量消費されている。

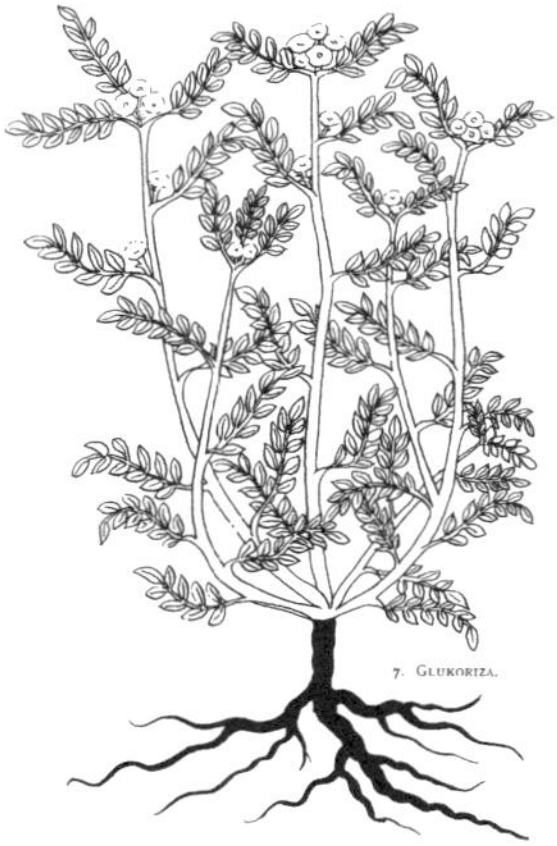

図5　「マテリアメディカ」に収載されている甘草

先にも述べたが今後は栽培化を促進し、需要の大部分を栽培品に頼らざるを得ない状況である。ところが品質面の考慮がなされていないので、栽培しても日本の規制に合格する甘草は得にくいとの見解が強い。この点をクリアするためには野生株からグリチルリチン含量の高い株を選抜し、それを大量に増殖し、栽培を行う必要がある。また、遺伝子組換えにより高含量植物を作り出すことも一法であろう。その選抜に不可欠な分析法を筆者らが研究しているので簡単にご紹介しよう。また、最近のバイオテクノロジーを駆使してグリチルリチン高含量株を作り出すことも計画しているので、それらの夢も語ってみよう。

(4) 有効成分、グリチルリチンの分析法と新しい品種への思い

甘草の主有効性分であるグリチルリチンを簡単に、再現性よく、高感度で分析する方法を確立しているので、この方法について簡単に触れてみよう。原理は抗原抗体反応を応用するもので、図6に模式図を示した。グリチルリチンが抗原であるが、タンパク質等に比べると分子が小さいため、グリチルリチンのみでは抗原となり得ない。そこで化学反応によりグリチルリチンへタンパク質を結合して、抗原性を持たせる作業を行う。これをマウスに注射すると結合したタンパク質とグリチルリチンの両方に対する抗体を作るようになる。抗体が十分作られる状態になったらマウスから麻酔下において脾臓を取り出す。次に脾臓細胞とマウスのガン細胞（ミエローマ細胞という）をドッキングさせる。この融合細胞はガン細胞の性質として、培養することによりいつまでも生き長らえる性質を持ち、一方の脾臓細胞の性質

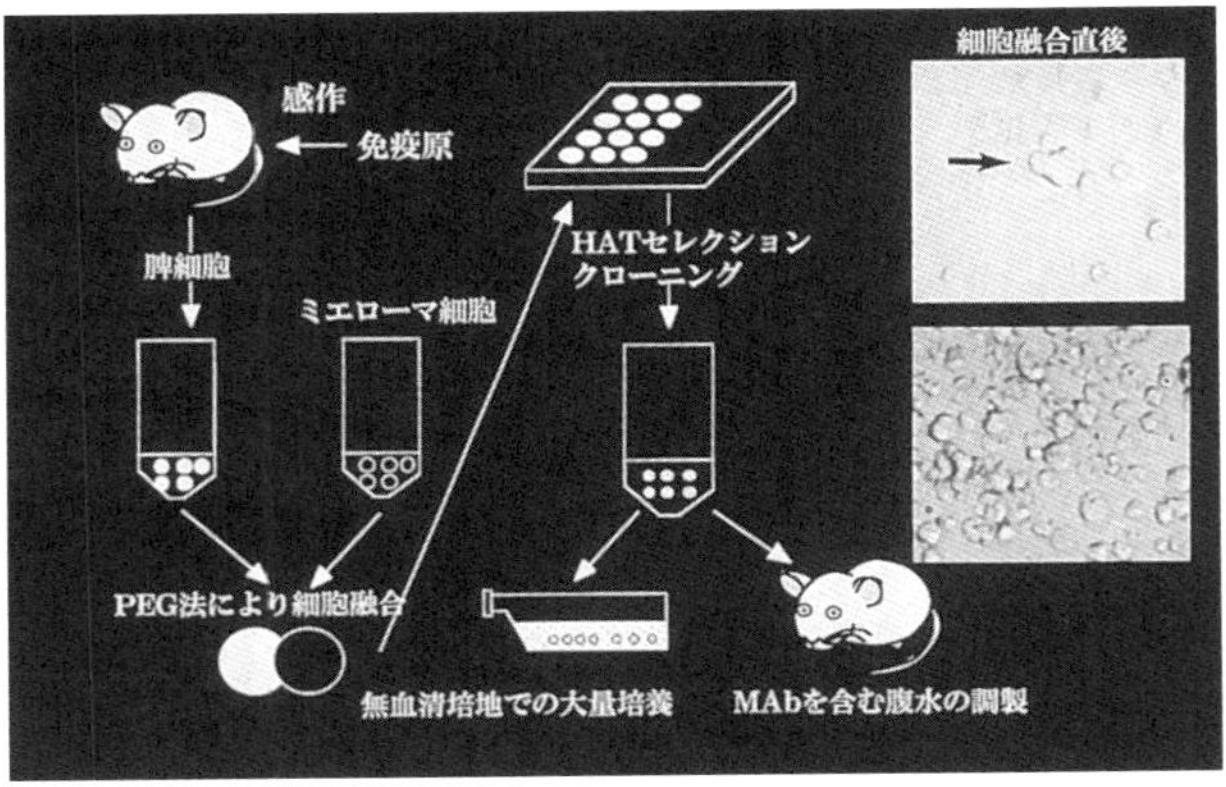

図 6　単クロン抗体の作り方

として抗体を生産する能力を合わせ持っている。そこで融合細胞の中から適切な抗体をたくさん生産する細胞を選び徐々に大量培養して抗原であるグリチルリチンに対する抗体を生産する。この抗体はグリチルリチンだけを抗原とする特異的な単クロン抗体と呼ぶ。この抗体を用いると甘草に含まれる何千という成分の中から、有効成分であるグリチルリチンだけを見つけだし分析することが出来る大変な優れものである。

以上の単クロン抗体を用いてより簡単な分析法を開発中である。尿検査用の試験紙があるが同様なチップをイメージしている。銀川近辺には野生の甘草と栽培したものが混在している。これら甘草の一本一本についてグリチルリチン量を測定するのである。先にも述べたが日本薬局方にはグリチルリチン量が二・五パーセント以上と規定されている。無限に近い数の株のグリチルリチン量を測定したならば、薬局方に規定してある量の数倍の量を含む株も発見出来るであろう。そのような優良株を大量増殖することは現在のバイオの力を借りればそう困難なことではない。

ちなみに甘草の取引価格であるが、品質にもよるがキログラム約一、〇〇〇円と言われている。価格はグリチルリチン含量によるので、例えば一〇パーセント含量の株を見つけて、クローン増殖し大量に栽培すれば、薬局方の最低基準の四倍にあたるので、経済効果は四倍以上と見込まれる。

もう一つの夢を語ってみよう。先のグリチルリチンに対する単クロン抗体を作っているので、このものの遺伝子を操作することによりコンパクトな単クロン抗体、小型化抗体を得ることが出来る。この小型化抗体は元の単クロン抗体と性質が同じであるが、抗体タンパクの大きさは約五分の一である。このため元の単クロン抗体に比べ使い勝手がよくなっている。

この小型化抗体遺伝子を甘草の植物体へ導入しようとしている。そうすると甘草の植物体内で小型化抗体が作られることになる。このことにより、甘草の植物体内では抗原であるグリチルリチンと小型化抗体が同時に作られ、植物の中で抗原抗体反応が起こるであろう。抗

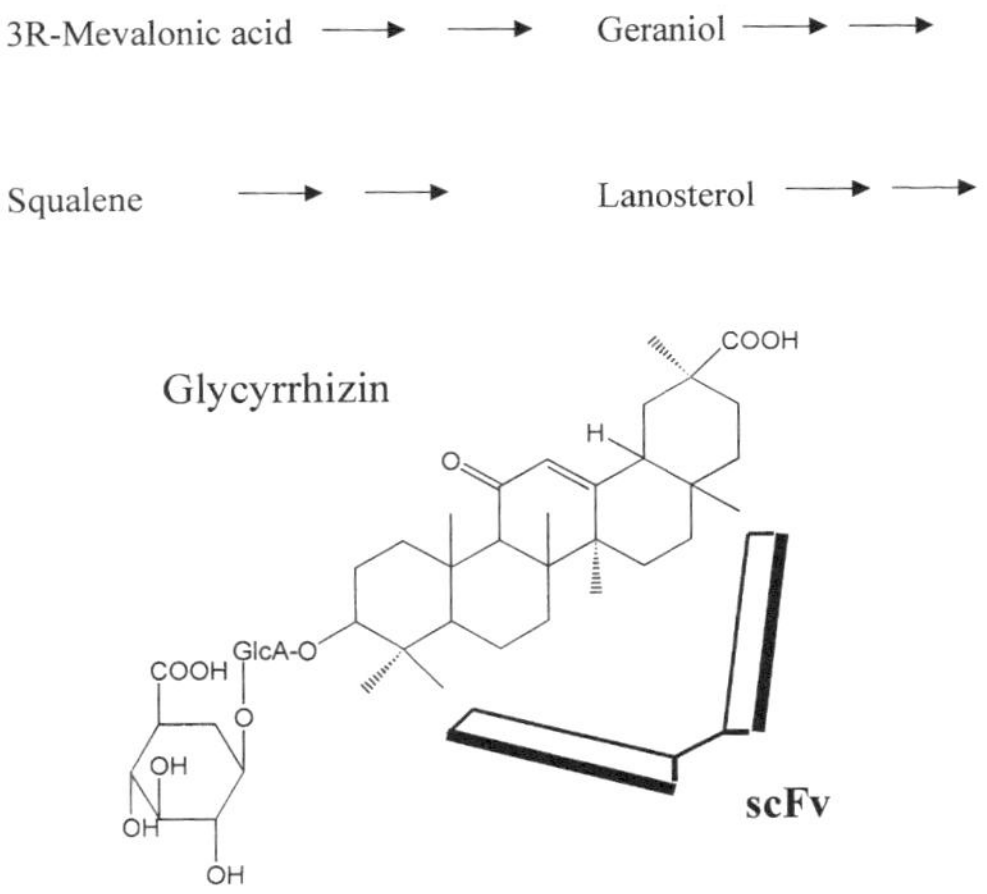

図 7　抗グリチルリチン小型化抗体遺伝子を甘草に組み込んでグリチルリチンの量を増加させる方法

原抗体反応した両者はもはや植物の成分とは異なり、通常の場所から別の場所へと移動する。そうなるとグリチルリチンを作り出そうとする作用が働き、その結果グリチルリチンがたくさん作られるという仮説を立てている。図7にこの仮説を示した。

遺伝子を組み替えた甘草の誕生までには年月を必要とする。しかし漢方の存続さえ揺るがしかねない甘草の一大ピンチととらえ、各方面からありとあらゆる知恵を出し合って、この緊急事態を乗り越え、このことにより砂漠化を阻み、甘草による緑の復興を促進したいと念じている。

(5) 麻黄の植生

甘草よりもっと深刻な砂漠化促進の要因とみなされているマオウ（麻黄）についても触れてみよう。先に各砂漠地域の中で、かなりの地域に自生している薬草に麻黄がある。麻黄はマオウ科に属する単子葉の多年生植物である。ある種は木本となるが通常は草本である。

マオウ科に属するものはマオウ属だけで、約四〇種が存在する。地中海地方、ヨーロッパやアジアの内陸部の温帯北部から亜寒帯、北アメリカの西海岸からメキシコ北端まで、およびアンデス地方に分布しており、乾燥した不毛の地や砂漠に生えている。枝は細く、節があり、口絵6に見られるように外観はトクサやスギナと似ている雌雄異株の植物である。

生薬としての麻黄は、主として中国のエフェドラ・シニカ（シナマオウ）、エフェドラ・ディスタキア、エフェドラ・エクイセチナや、インド、パキスタン産のエフェドラ・ゲラルディアナなどである。いずれもエフェドリンのほか、類似のアルカロイド数種を含み、直接漢方処方に、またエフェドリン抽出の原料として用いられる。なおエフェドリンの合成法は数多く知られているが、現在日本では、七〇〜八〇パーセントまで、天然の麻黄から抽出したものを用いている。このため甘草同様野生品に依存してきたので、甘草以上に厳しい採取規制となっている。

(6) 麻黄の薬効

麻黄も漢方薬には欠かせない生薬である。最も身近な漢方処方として風邪の時に服用する葛根湯がある。麻黄が配合された処方は痰や咳を伴う症状に用いられることが多い。前出の「神農本草経」に麻黄も収載されている。麻黄の薬理作用の一つである鎮咳作用はすでに江戸時代から知られていた。医薬の歴史の項で、現在も用いられている植物由来の医薬品が一八〇〇年代にすでに発見されていたことに触れたが、麻黄の有効成分もその一つである。日本の薬学者長井長義により結晶として分離された。現在は気管支拡張剤として喘息患者に用いられているエフェドリンである。

5　従来の砂漠化防止対策と今後の方策

ＮＧＯによる砂漠化防止策が中国において日本人研究者により実施された。詳細な報告等は判らないが、マメ科のクズ（葛根）が選ばれた（写真11）。葛根も漢方薬に配合される重要な生薬で、先ほどの麻黄とともに配合される葛根湯がよく知られている。クズは直径一〇センチメートル、長さ数メートルにも達する大きな根を持ち、どのような荒れ地にでも生育

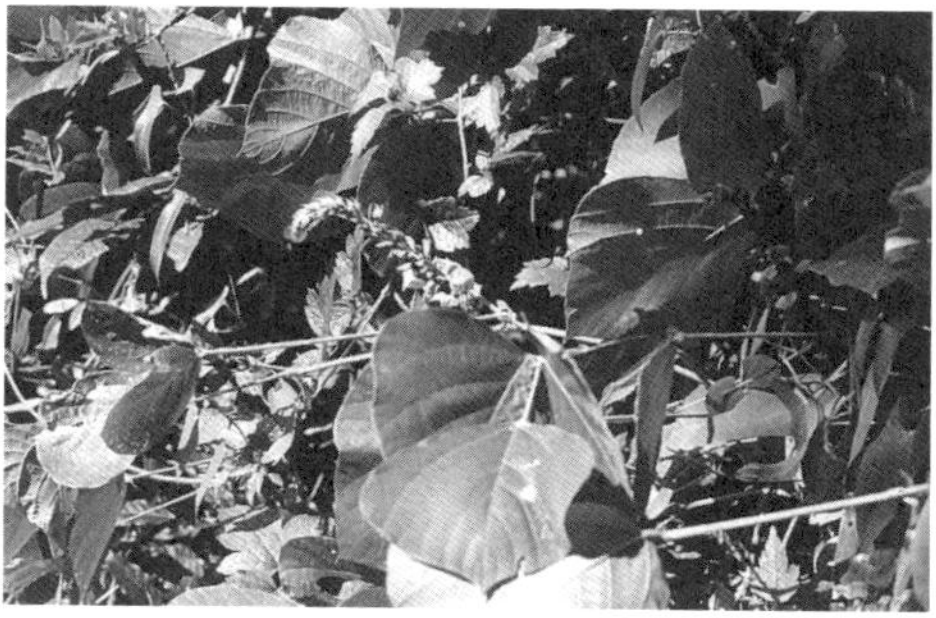

写真11　クズの花
根は葛根，花は葛花として薬用に供される。秋の七草の一つでもある。

し、地上部は限りなく繁茂する。このような植生のため、中国の砂漠化防止に対する強力な助っ人として栽培が試みられたものと考えられる。結末は必ずしも成功とは言い難い状況のようである。深根植物の代表のようなクズが何故砂漠に馴染まなかったのであろうか。恐らくその原因は砂漠に自生する植物でないため、急激な環境の変化に適応出来なかったのであろう。この経験から、砂漠地帯または砂漠に近い草原に自生している、あるいは自生していた植物を選び植栽していくのが最も実用性の高い方法と考える。今後上記二種の薬草のうち、特に甘草を、さらに願わくば有効成分の高い株を大量増殖し、砂漠の復興に役立てたいと考えている。しかし単一植物の栽培は病害虫のリスクを負うことが少なくない。これらのリスクを回避するためには相性のいい植物

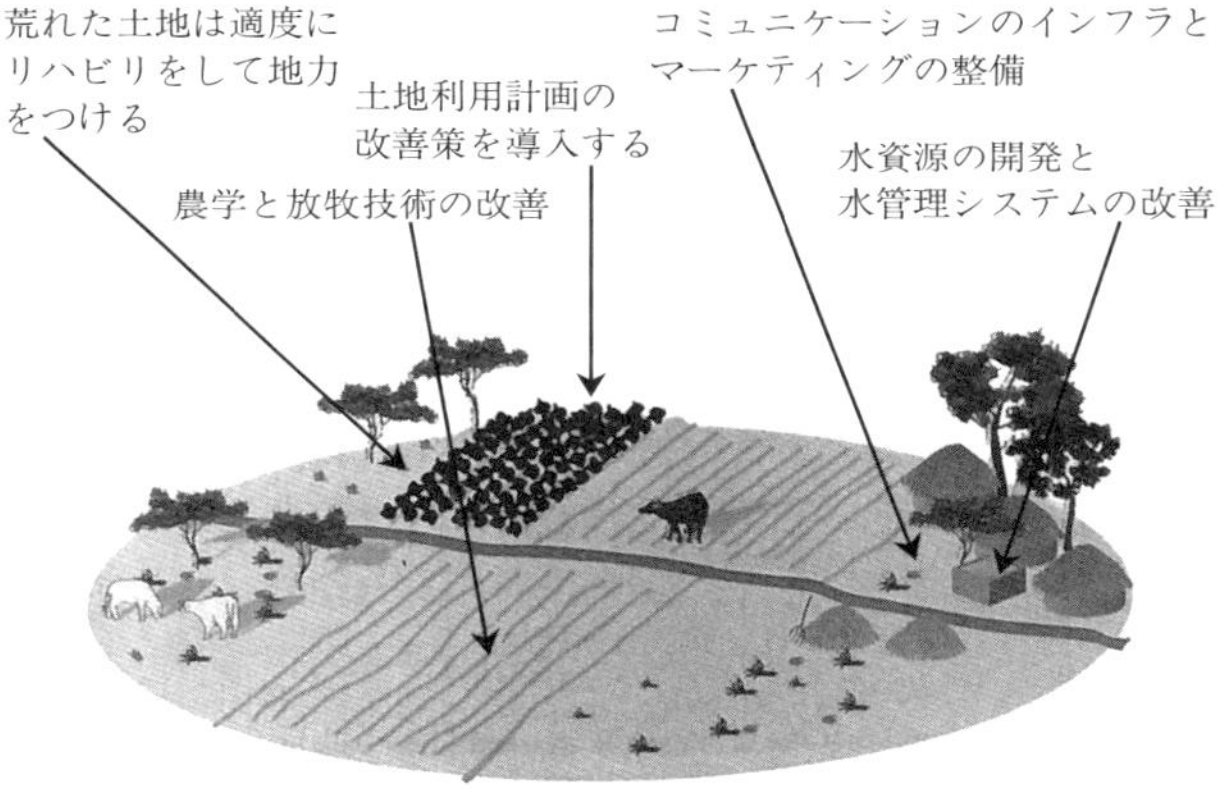

図 8　PACD の砂漠化防止対策

を選び、混植しながら緑を増やす方法をとる必要があるであろう。

CAM植物についても述べたが、これらの中から乾燥に強くかつ薬用に用いられるアロエ属植物等を選び植栽し、砂漠の最前線を守りかつ進めながら、甘草や麻黄を二次グリーンベルトとして拡大する方法を夢見ている。もちろん灌漑等についてはすでに確立された方法があるので、それらの手法を取り入れることはもちろんのことである。

一九七四年の国連総会において、砂漠の拡大を阻止し、影響を受けている発展途上国を支援し、経済発展を進めるため、国際社会は具体的で迅速な対応をとる必要あり、という勧告が出され、砂漠化・土地荒廃防止のための国際会議、国際砂漠化防止会議（UNCOD）が結成された。地球規模の問題である砂漠化をいかに阻止して緑を取り戻すかとの問いかけに対し、UNCODは砂漠化防止行動計画（PACD）を採択した。その骨子は以下の三つである。①砂漠化プロセスの阻止、②生態的に健全かつ生産的な土地利用の確立、③砂漠化の影響を受けているコミュニティの社会・経済的進歩を望むものである。これらを図8（PACDの勧告を改変）にまとめてある。

これらの目的のために、すでに述べてきた薬草の甘草、麻黄の栽培を応用してPACDを進め、グリーンベルトを徐々に拡大出来れば人類にとってこの上ない貢献と言えるであろう。

第三章　お茶と人類

1　お茶の発見

身近に感じる嗜好品は何であろうかと質問すれば、おそらく最も多いのはお茶という答えが返ってくるであろう。ただし一口にお茶と言っても民族によって様々な種類の植物をお茶として飲用している。表6には主にアジア地域でお茶と同様に飲まれている植物を示す。この中には毒成分を含むと考えられている種、例えばツツジ科のシャクナゲに近い種なども含まれているので世界は広いと感じる。日本でお茶と言えば緑茶、紅茶、ウーロン茶、ジャスミン茶、ハーブ茶などで、いずれも葉っぱを熱湯で抽出して飲むことを想像するであろう。ところが世界には様々なお茶の利用方法がある。概して漬け物として食べる場合が多い。筆者もタイ北部の中国との国境に近い少数民族の村で瓶に漬けられたお茶の葉を口にしたことがあるが、大変酸っぱくて決して美味しい代物ではなかった。さらに後日ひどい下痢に襲われたが、原因はあの酸っぱい茶の漬け物ではなかったのでは、と当時を思い出している。

嗜好は民族により様々で、また長い間につちかわれた慣れもあるように思われる。それではお茶の飲用は何を目的にしているのであろうか。一つの要因はカフェインにあると考えら

表 6　Thea および Camellia 属以外で茶と同様に用いられる飲用植物

西南アジア
Malus theifera
Malus spp.
Pyrus spp.
Pyracantha crennlata
Spiraea henryi
S. blumei
S. chinensis
S. hirsute
Marus alba
Salix babylonica
Viburnum theiferum [sweet tea]
Hydrangea aspera [sweet tea]
日本
Hydrangea macrophylla var. thunbergii [sweet tea]
アマチャ
シッキム
Acer candatum
Photinia sp.
Gaultheria sp.
Andromeda sp.
Vaccinium sp.
ブータン
Rhododendron lepidotum
樹木　3 種

れている。すなわちカフェインの覚醒作用を期待するものである。続けて飲んでも害がない覚醒作用物質と言えばカフェインだけである。茶は現代では、カフェイン飲料として世界でもっとも重要なものである。カフェインは葉に含まれており、市販の茶には通常二パーセントから最高四パーセント近くも含まれる。日本では古くから茶が飲まれてきたので、いろんな面で生活にしみ込んだ嗜好物となっている。例えば茶の間、茶碗、茶屋などは生活に密着していることが窺える。茶を飲む作法が発達して茶道が広く行われ、その席が茶室で、そこに生けるのが茶花である。また、最近ではお茶するという新語も出ている。このように、茶は飲み物の代表である。

チャの原産地は中国である。古代には、四川、雲南、貴州等の暖帯な降雨林に野生していたのであろう。日本では九州の山地に野生しているという説もあったが、これは中国から導入したものが野生化したものであるとの見方が強い。チャの野生化は日本各地の温暖な山中でよく見かける。事実、筆者の庭にも野生化したチャの木がたくさん育っている。

「神農本草経」の苦菜のところで、茶が人を眠らせないと書かれている。また、隋の文帝（在位五八一―六〇四）の頃に、仏僧が茶の葉を煮て、頭痛に悩んでいた文帝にすすめたことが伝えられている。このように、茶は古くから薬用として、また飲み物として中国の知識人の間で嗜まれていたことが分かる。さらに時代が進み、文化の栄えた唐の時代になると広く嗜好飲料として用いられるようになった。この時代から茶に税金がかけられるようになっていることからも、この事実が窺えよう。

2　日本への茶の伝来と普及

日本では「類聚国史」に、「弘仁六年（八一五年）四月に嵯峨帝が滋賀の韓崎に寄られ、仏僧永忠が茶をさしあげたところ喜ばれた。同年六月、畿内、近江、丹波、播磨などに植え、献じさせた」とある。この茶は永忠が唐から持ち帰ったとも言い、「日吉社記」では仏僧最澄が八〇五年に持ち帰ったとなっている。平安時代には、宮廷や寺院で茶が飲まれた記録があるが、当時の日本の物産を詳しく書いた「延喜式」（九二七年）には茶の産地をあげていないから、一般には栽培されず、庶民には飲まれていなかったものと考えられる。

日本で一般に広く茶が飲まれるようになったのは、鎌倉時代以降と言える。禅僧栄西は一一六八年と一一八七年に宋に渡っている。二度目の渡航の後、一一九一年に長崎県平戸に辿り着き、富春庵に茶の種子を植えたと伝えられる。その後、佐賀県の脊振山の霊仙寺の石上

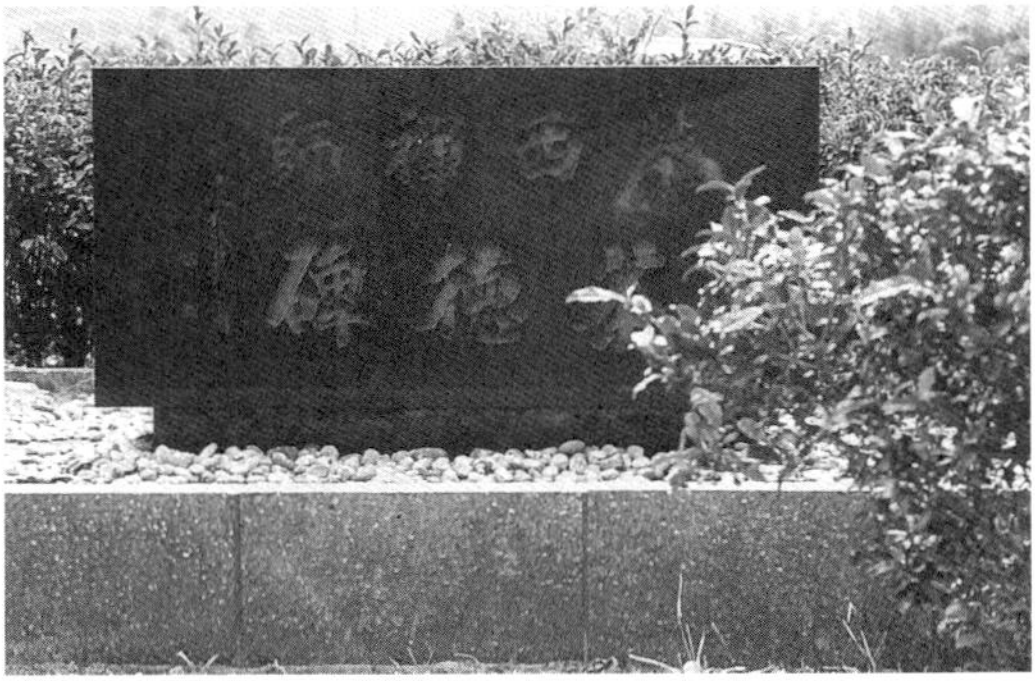

写真12　脊振山に向かって建てられている茶徳碑

坊に茶の種子を植えたと言われている。現在脊振山に近い福岡市に写真12に見られるような「茶徳碑」が建てられており、お茶の歴史を今に伝えている。

広く茶会が行われたのは後醍醐天皇のころからである。足利時代に村田珠光が茶道を確立した。その後よく知られているように、千利休が茶道を大成し、質実剛健をモットーとする侘茶を広めた。豊臣秀吉が天正一五年（一五八七年）九州遠征の折に福岡市東区にある筥崎宮に二〇日滞在した。その間に千利休に命じ茶会を開いた。利休は雲龍の釜を用いて浜の松葉で湯を湧かしたと伝えられている。写真13は九州大学の医学部キャンパスに残っている利休居士の三百年と四百年の記念碑および井戸の跡である。往時が偲ばれる貴重な記念碑となっている。

ヨーロッパに製品としての茶が入ったのは一六一〇

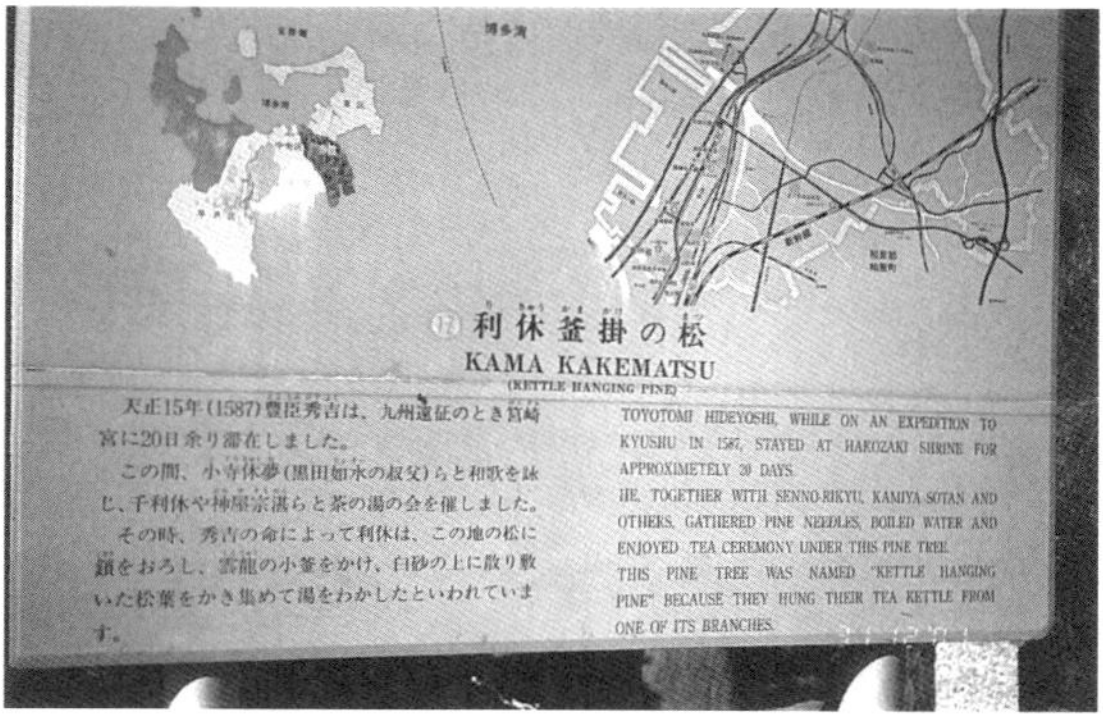
利休釜掛の松
KAMA KAKEMATSU
(KETTLE HANGING PINE)
天正15年(1587)豊臣秀吉は、九州遠征のとき筥崎宮に20日余り滞在しました。
この間、小寺休夢(黒田如水の叔父)らと和歌を詠じ、千利休や神屋宗湛らと茶の湯の会を催しました。
その時、秀吉の命によって利休は、この地の松に鎖をおろし、雲龍の小釜をかけ、白砂の上に散り敷いた松葉をかき集めて湯をわかしたといわれています。
TOYOTOMI HIDEYOSHI, WHILE ON AN EXPEDITION TO KYUSHU IN 1587, STAYED AT HAKOZAKI SHRINE FOR APPROXIMETELY 20 DAYS.
HE, TOGETHER WITH SENNO-RIKYU, KAMIYA-SOTAN AND OTHERS, GATHERED PINE NEEDLES, BOILED WATER AND ENJOYED TEA CEREMONY UNDER THIS PINE TREE.
THIS PINE TREE WAS NAMED "KETTLE HANGING PINE" BECAUSE THEY HUNG THEIR TEA KETTLE FROM ONE OF ITS BRANCHES.

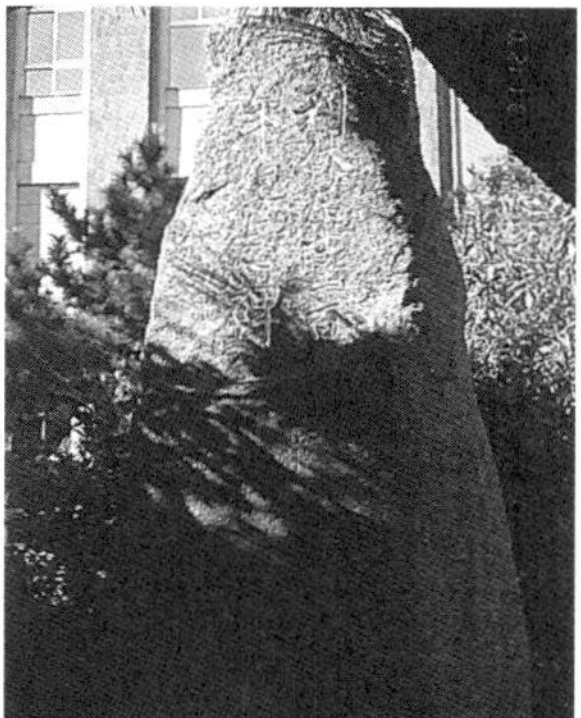

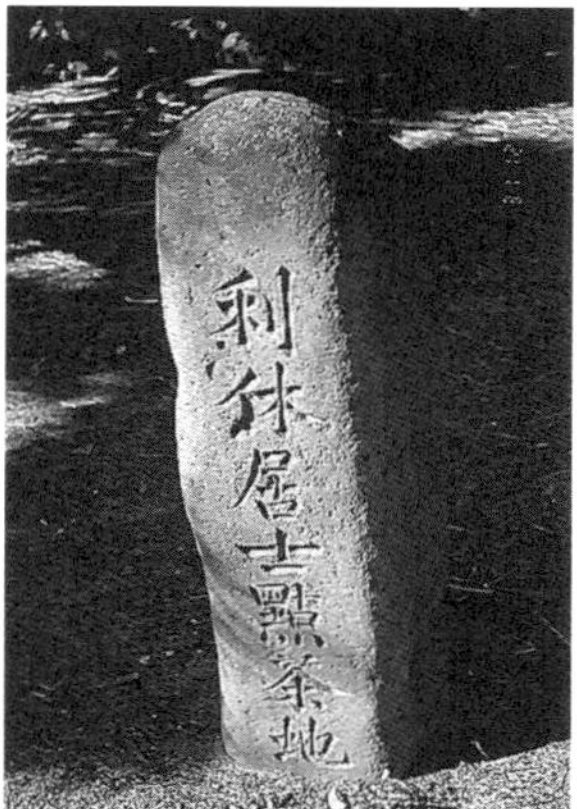
利休居士點茶地

写真13　九州大学医学部キャンパス内の千利休の記念碑
上：千利休釜掛の松の案内，右：利休居士點茶地の碑，
左：利休居士三百年記念碑

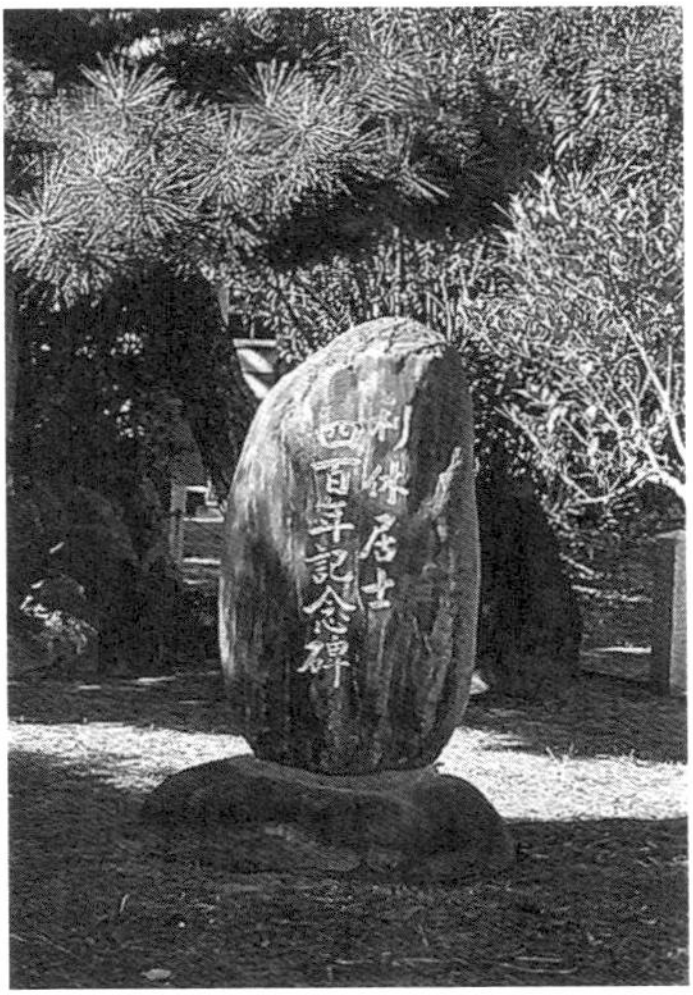

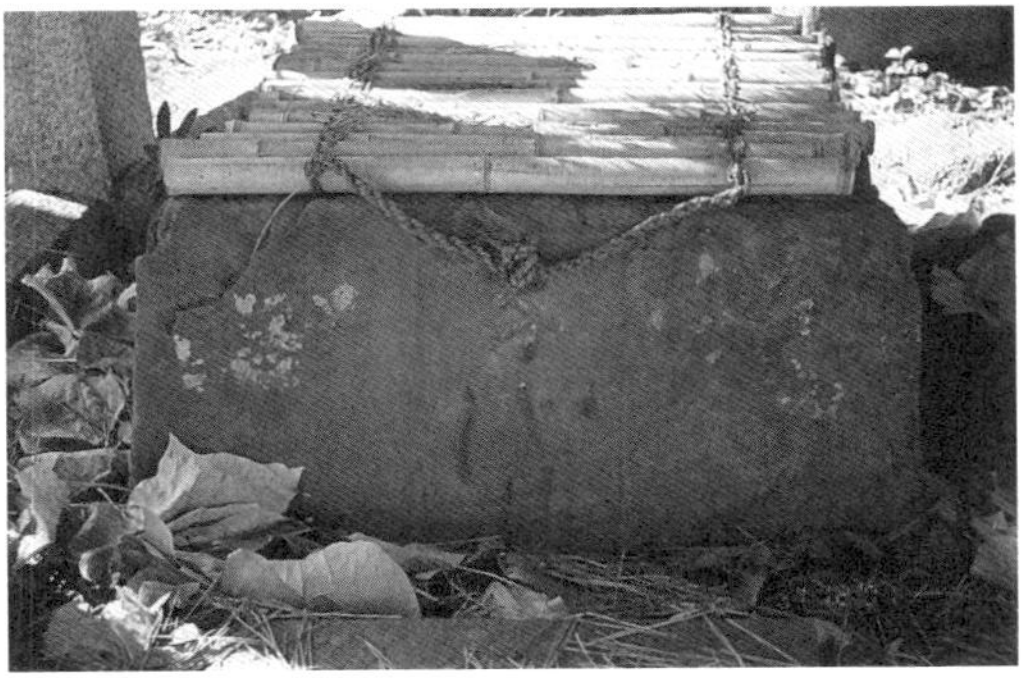

写真13（つづき）
上：利休居士四百年記念碑，下：井戸の跡

年で、オランダ東インド会社による。以来オランダ人やイギリス人に必須の嗜好品となった。しかしヨーロッパの気候は茶の栽培には適さないので、ヨーロッパにおける栽培は行われていない。

3　茶の種類

チャ *Camellia sinensis* O.Kuntze は常緑低木で、花は一〇月から一二月に咲く（口絵7、写真14）。がくは五枚で、花が散った後も落ちないで残っている。花弁は白色でまるい優しい形をしており、ほのかな香りを放つ。多くの雄しべを付けている。果実は一年後の秋に熟する。中に二〜三個の楕円形の種子が入っている。

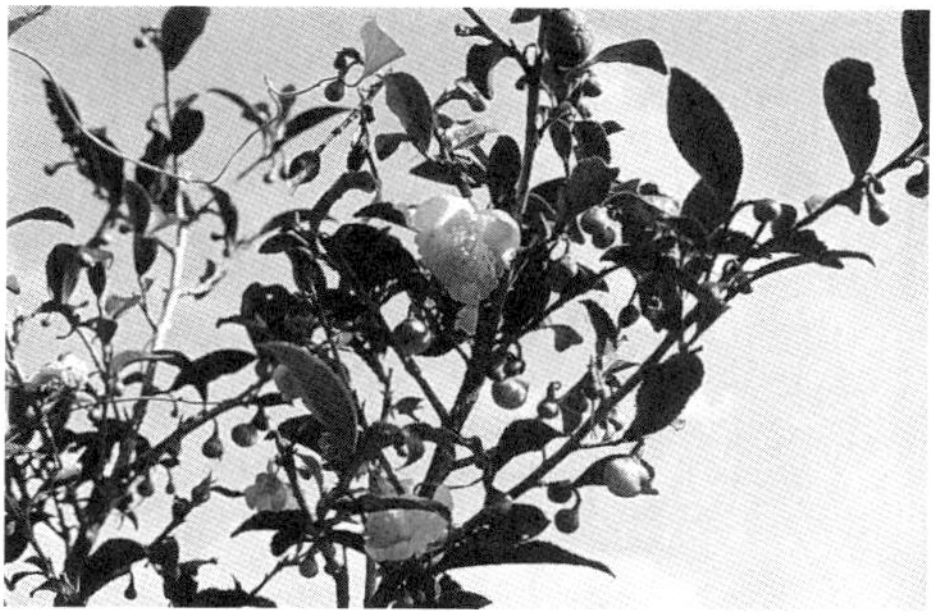

写真14　チャノキ
九州地方には野生化した株が多い。

トウチャはチャより枝や幹が大きい。葉も大きく、長さ七〜一四センチメートル、幅三〜五センチメートルで、また、花も大きい。葉は苦くて緑茶には向かないが、収量が多いので紅茶の原料として用いられている。

アッサムチャはチャに近い変種である。幹は高さ一七メートルに達し、葉は大きくて長さ八〜一四センチメートル、幅三〜五センチメートルであるが、さかんな枝では長さ一七〜二二センチメートルに達するものもある。種子はチャより大きい。分布はアッサム、ビルマ、タイ、ベトナム、中国の雲南、貴州、広西、広東省と海南島におよぶ。アッサムチャはセイロンで多く栽培され、葉にタンニンが多いので緑茶には適さず、従って紅茶として飲用される。

4　セイロン（現在のスリランカ）のアッサムチャ栽培

イギリスと紅茶の関わりは一七世紀末に始まっている。東インド会社が中国から茶を最初に輸入したのは一六八九年のことである。一七〇〇年代初めには輸入を独占するようになった。当時は長い航海中に壊血病にかかる船員も多かったが、ビタミンCの多い緑茶を飲むことにより壊血病の予防が可能なことが明らかとなった。このためイギリスでは緑茶が航海の必需品となっていた。当時中国から多量の茶を買っていたが、価格が高騰したため栽培化が図られアッサムが候補地として浮上した。すでに当地でアッサムチャを栽培して紅茶がつくられていることが明らかとなったので同社はアッサムでアッサムチャの栽培を開始した。

　セイロンでは一八三〇年代からアッサムチャとコーヒーが栽培されていたが、コーヒーのプランテーションが病害のため全滅したのを契機にアッサムチャのプランテーションが大掛かりに行われ現在に至っている。熱帯の高山では一年中葉を摘むことが出来るので、日本の緑茶生産等に比べて生産性が高い。また、アッサムチャの葉は前述の通り通常のチャの葉に比べ数倍大きいので、単位面積あたりの生産量も多い。しかしタンニン含量が多いので緑茶には適していない。そこで発酵過程を経ることにより独特の香りを持つ紅茶へと変身した。以来ヨーロッパを中心に全世界で飲用されるようになった。写真15はスリランカのノアラエリアにおけるアッサムチャの摘み取り風景である。すべて手作業で摘み取られ工場に運ばれ切断作業の後、後述の発酵過程に進む。

5　お茶の薬理活性成分

抗酸化作用という言葉を耳にされた方も少なくないと思う。すべての動物は食物を食べ酸

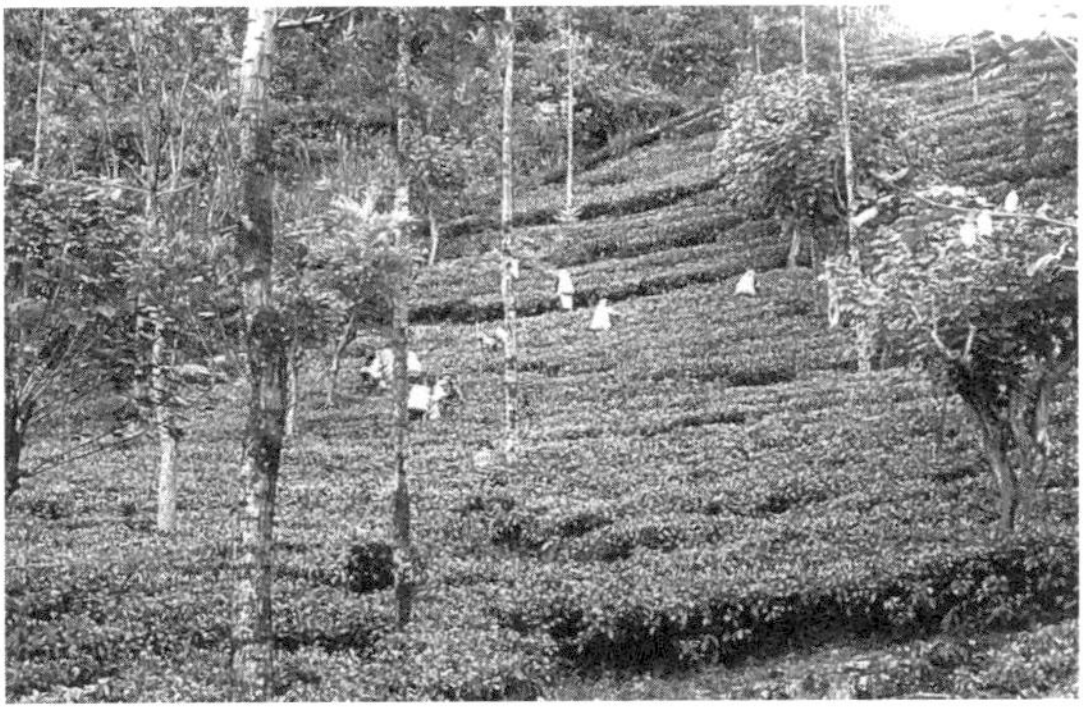

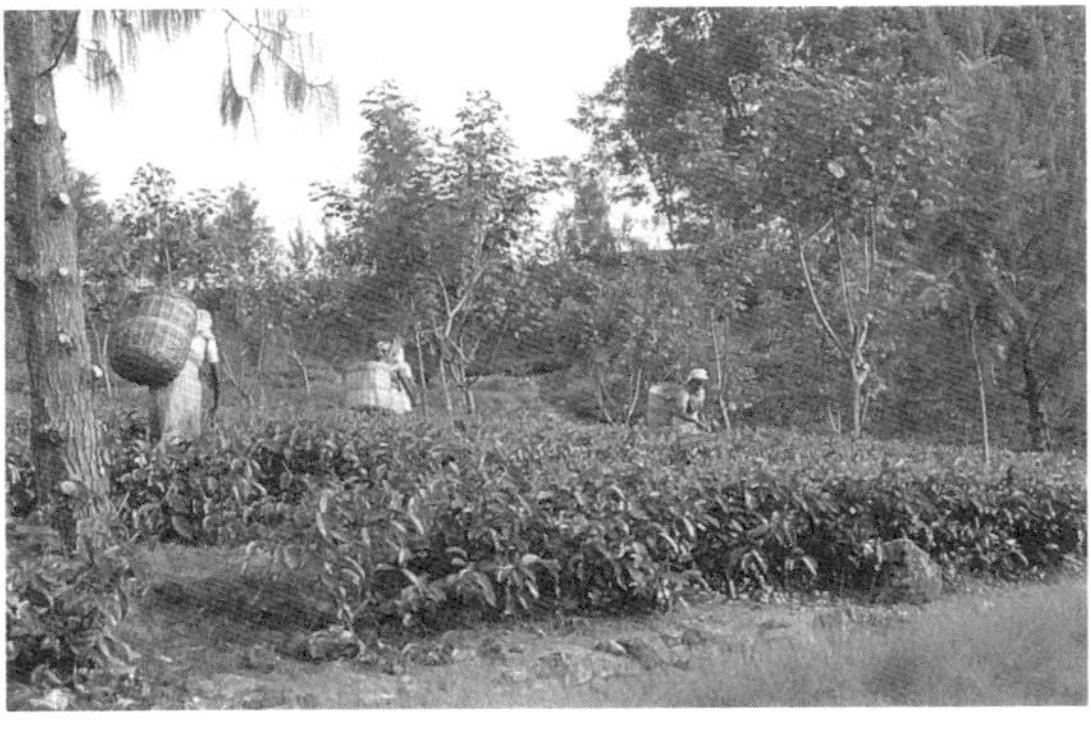

写真15　スリランカにおけるアッサムチャの栽培
2,000m近くに栽培地がある。茶つみは今でも手作業で行われる。

素を吸って呼吸している。この間に色々な過酸化物や活性酸素と呼ばれる酸素の誘導体が発生する。これらが血管壁や様々な臓器の細胞の中の脂質、たんぱく質、酵素、遺伝子等に対して悪さをする。このことによりガン、腎不全、心筋梗塞、脳卒中等の生活習慣病や老化に関連した病気が引き起こされるものと考えられている。従って体にとってよくない過剰の過酸化物や活性酸素を体内から取り除くことが必要である。ではどのような成分が抗酸化作用を持っているのであろうか。一般にはポリフェノールと言われているフラボンやアントシアン、カテキン、また、ビタミン等植物に含まれる成分が重要な役目を担っている。ここではお茶のポリフェノールを中心に考えてみたい。

日本のお茶の主産地の一つである静岡県の川根地区の住民はお茶をよく飲む習慣がある。そこでお茶をよく飲むグループとそうでないグループについて疫学調査が行われた。その結果この地区のお茶をよく飲む人たちの胃ガンによる死亡率が極めて低いことが明らかとなった。実に全国平均の二〇パーセント前後の発症率であった。この調査結果からお茶の成分に注目が集まり、お茶のポリフェノールであるタンニンの動物実験が進められてきた。

お茶のタンニンをおおまかに分類すると、お茶本来の成分と二次的に変化して出来た成分がある。二次的に変化したタンニンは主として発酵過程により生じたものである。ここで言う発酵とは通常の微生物発酵、つまりアルコールや乳酸の発酵とは異なる。すなわち生のチャの葉が含んでいる酸化酵素が働かなくなる状態まで熱をかけた緑茶の場合、タンニンにはなんら変化を生じることなく、また、色もグリーンのままである。ところが紅茶の場合は完全発酵と言われ、チャの葉を細かく切断し若干乾燥後、タイル床の上に二〇センチメートル程敷き詰め、数回切り替えして二、三時間放置する。この間にチャが持っている酸化酵素が働いてタンニンの一部が反応して二分子が結合した色素へと変化する。最終的に完全に乾燥したものが紅茶である。紅茶の酸化反応の一部を示した。酸化の過程で図9に示すように、カテキンが酸化を受けテアフラビンとなっている。これら酸化産物が紅茶の赤い色へと変身するのである。写真16、17はスリランカのノアラエリアにおける紅茶製造の過程を示すものである。

さて、タンニン（カテキン、エピカテキン、ガロイールカテキン、ガロイールエピカテキン等）の健康におよぼす作用は抗酸化作用を中心として以下のような活性が認められている。

(1) 血圧下降作用
(2) 抗腫瘍作用
(3) 脂質代謝の改善

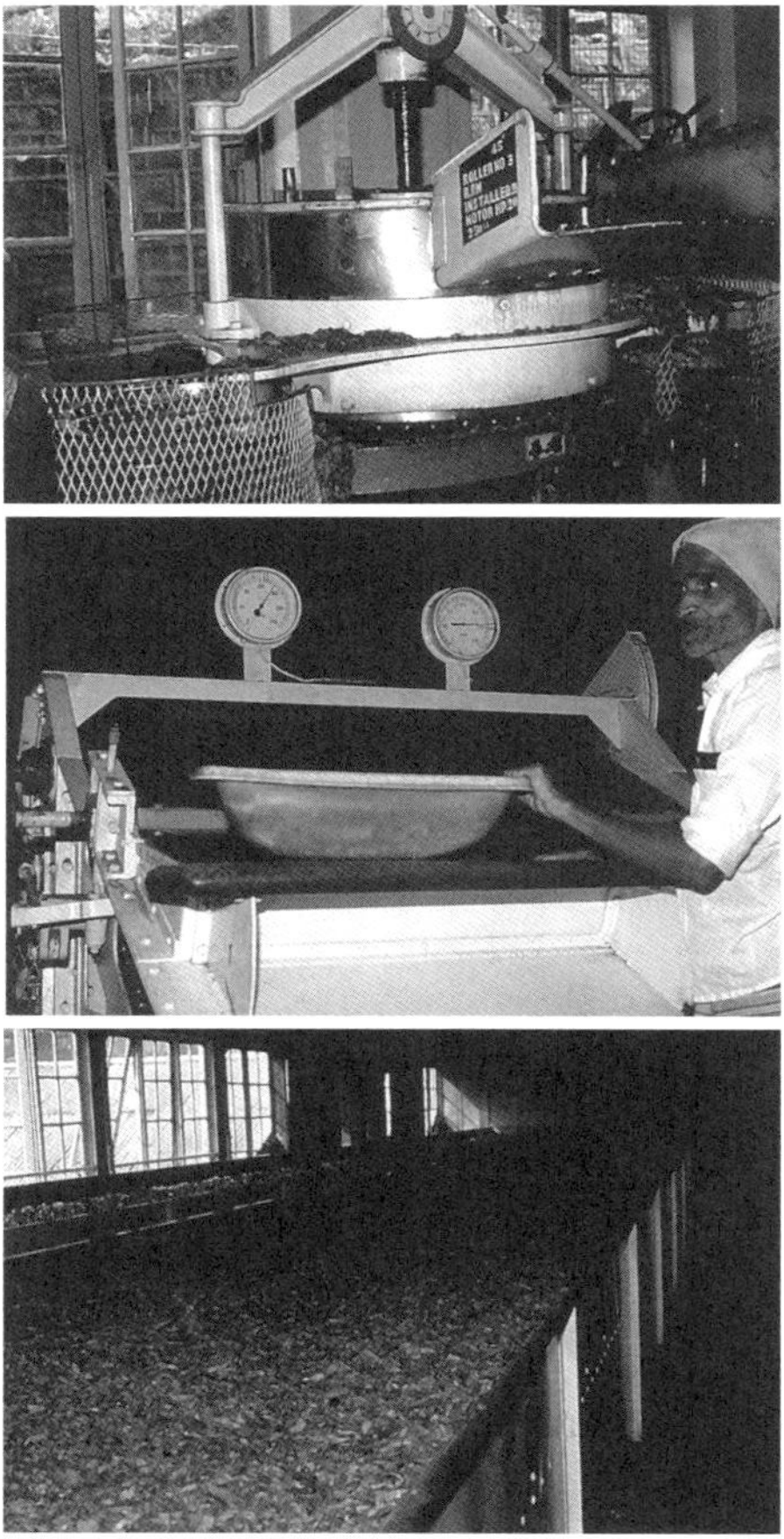

写真16　紅茶の生産

上：葉の切断作業，中央：切断した葉の乾燥，下：葉の乾燥

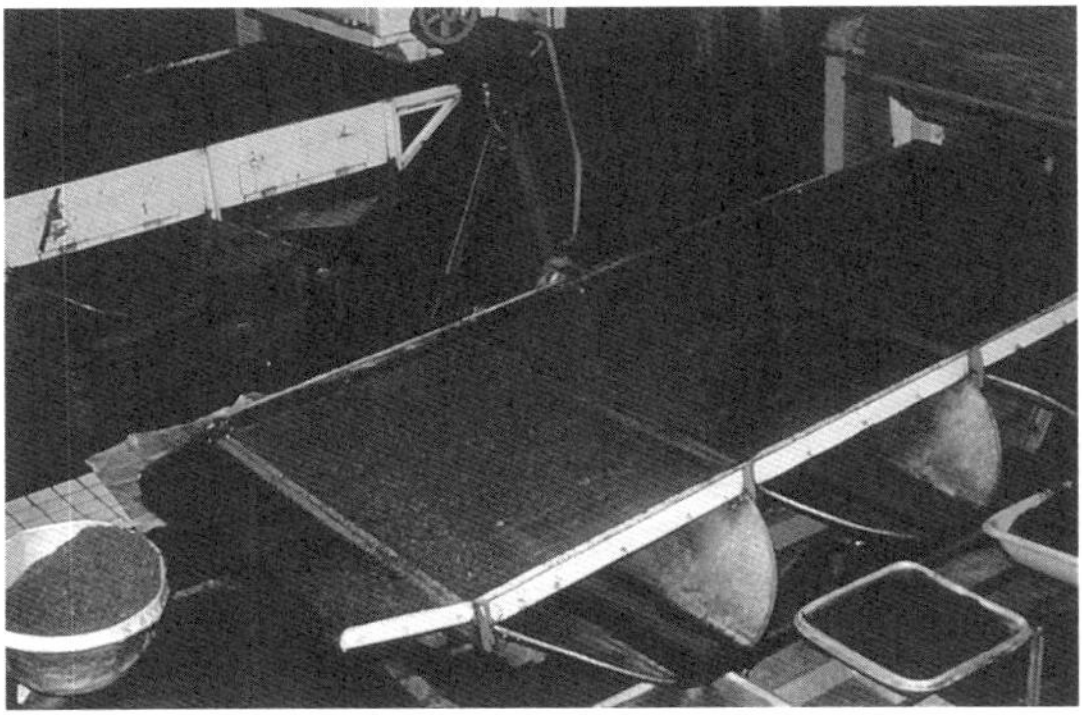

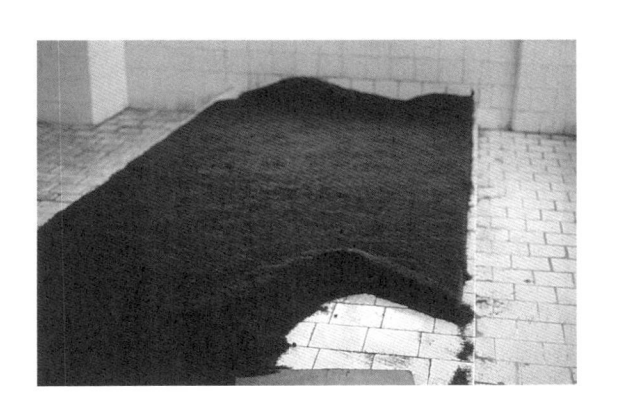

写真17　紅茶の発酵と製品の選別
上：タイルの上で空気酸化を行っている状況，
下：紅茶の選別

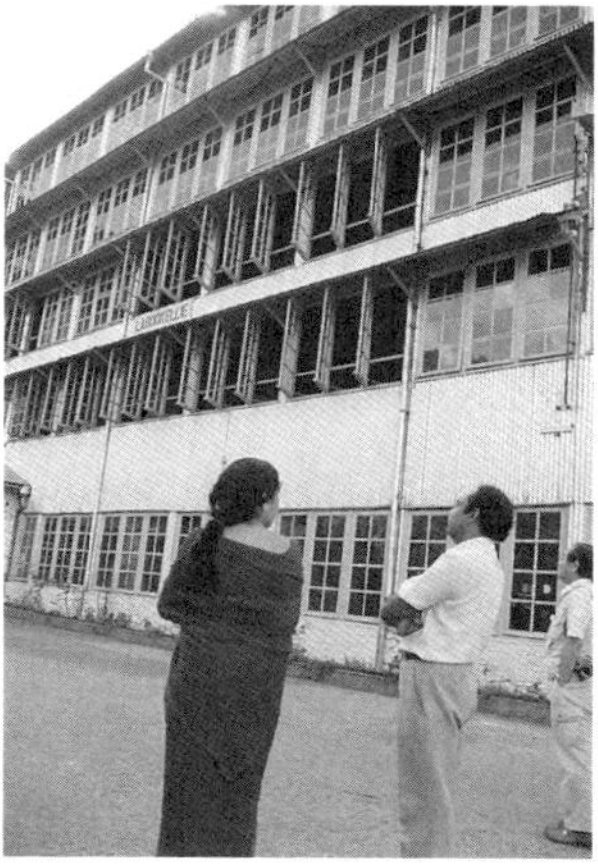

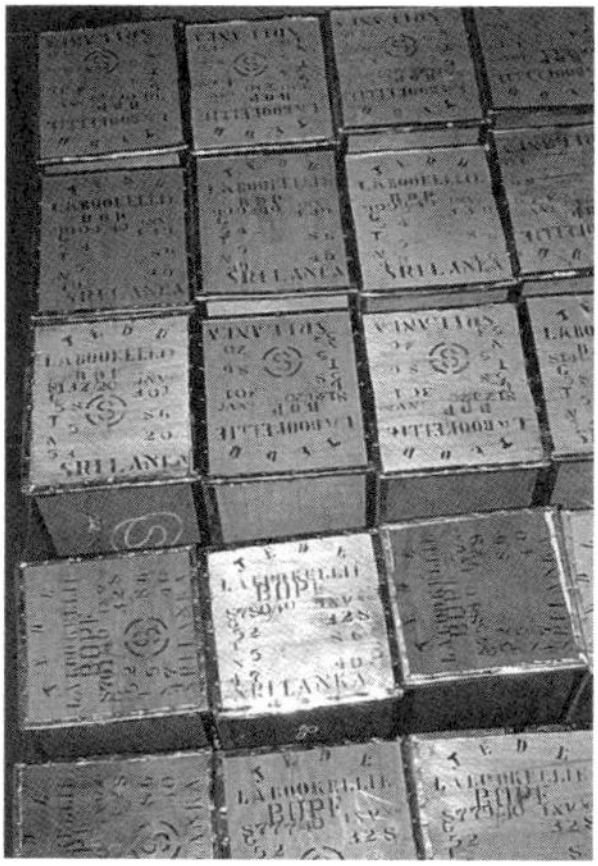

写真17（つづき）

右：各種グレードの紅茶，左：紅茶工場の風景

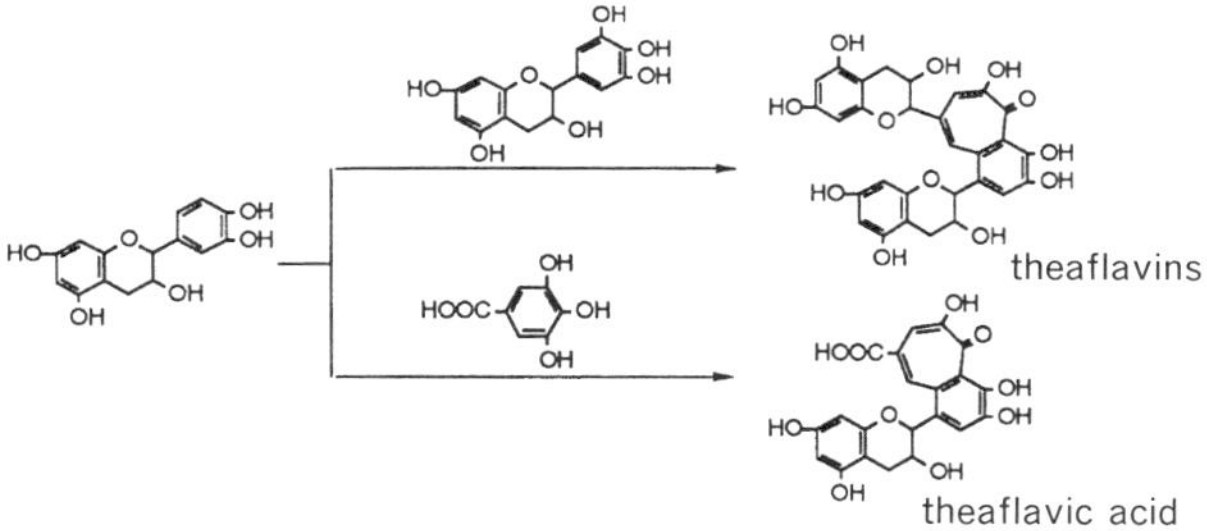

図 9　紅茶の発酵によるタンニンの二次変化

茶に含まれる酵素によりタンニンが酸化を受け色と香が出てくる。

血中中性脂肪の上昇を抑える
血中コレステロールの上昇を抑える
善玉コレステロールを上昇させる
血中過酸化脂質の上昇を抑制する

(4)　虫歯予防

お茶と健康については中国において、「茶寿」という言葉がある。草冠を二十とし、下を八十八と見立てて合計一〇八歳を茶寿と言うそうである。米寿、卒寿、傘寿より更に長寿を祝う言葉として茶の字がつけられていることからも、お茶を飲むことにより健康を維持出来ることを先人たちが悟っていたことが窺える。このことからお茶は限りなく薬草に近い嗜好品と見ることが出来、ここにもアジアの英知が窺える。

第四章　アサと大麻

大麻は外形からは区別がつかないが、内部に含まれている成分が異なるものが多い植物である。このような植物を生理品種と呼んでいる。特にアジア各地産の大麻は変異に満ちており、植物学的にも興味が持たれる。それらの例に触れてみよう。

1　大麻の歴史と植生

大麻と麻薬が混同視されていることも少なくない。また、大麻とアサ（麻）が同一植物ということをご存じない方もあるかも知れないので少々説明をしておく。植物名がアサで学名は *Cannabis sativa* L. といい、クワ科に属する雌雄異種の一年草である（口絵9、10）。世界各地で栽培されまた自生している大麻は、植物形態学上殆ど差異がみられず、一属一種と考えられている。アサの葉を採取し乾燥すれば大麻となる。人参の修治について述べたが、極く簡単な加工をすることで名称が異なってくる。後述するように色々な製品があるが、いずれも大麻と称する。このため以後植物について述べるときもアサとは言わず、大麻に統一して話をすすめる。大麻に幻覚作用や酩酊作用があることは古くから知られていた。インドのバラモン教教典（BC五〜九世紀）やイランのゾロアスター教教典（BC六〜七世紀）等に書かれている。大麻は現在でも繊維や種子、種子のオイル等を採取するためアジアのみならず広く世界的に栽培されている。

日本における栽培も古く、各地に麻植、託麻、麻生など麻がつく地名が多いことからも窺える。わが国ではいわゆる三草四木（三草：アサ、紅花、藍／四木：桑、うるし、茶、こうぞ）として古くから人々の生活に利用されてきた。繊維は耐久性、通風性、耐水性に優れているので衣服をはじめ、漁網、ロープなど、また、おがらはお盆の仏事に用いられている。一方果実は七味トウガラシやスナックとして食用とする他、油脂原料でもある。また、漢方では火麻仁と称し薬用としての用途もある。写真18に大麻から精麻の生産行程を示す。

2　大麻の製品

幻覚等の薬効を目的としたものが大麻製品である。乾燥された葉、花穂あるいは樹脂等があり、例えば、大麻自体を加工した乾燥大麻、大麻たばこなどのほか、大麻から抽出または採取した液体大麻、大麻樹脂などが含まれる。不正に使用される大麻は大きく分けると、乾燥大麻、大麻樹脂、液体大麻の三種類がある。

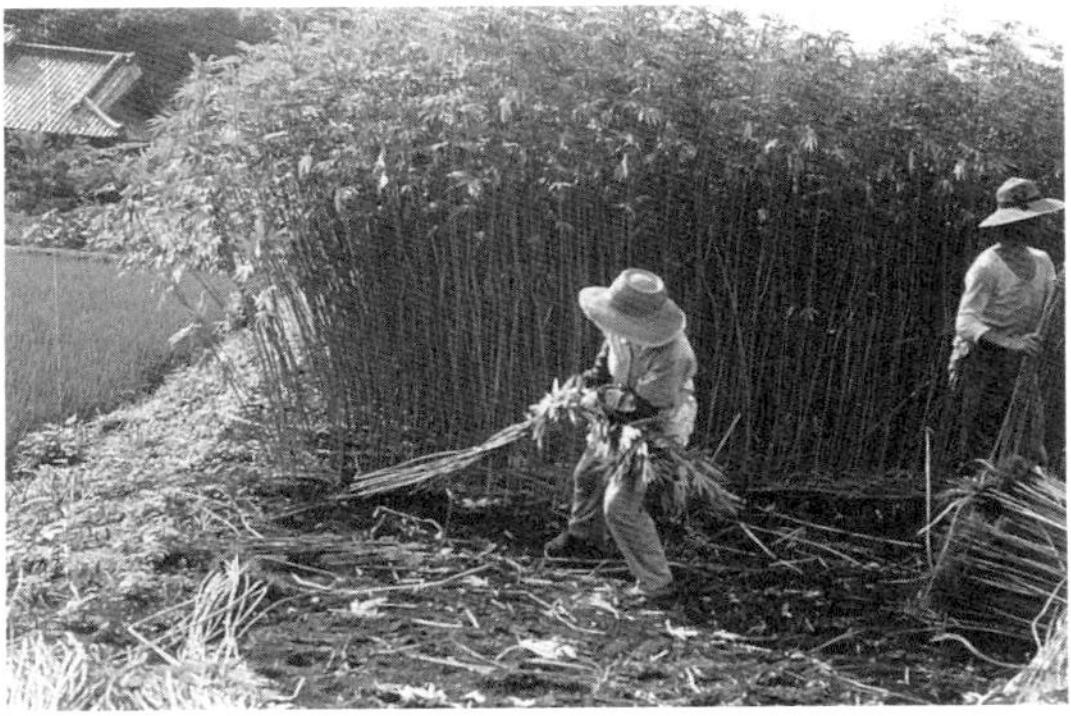

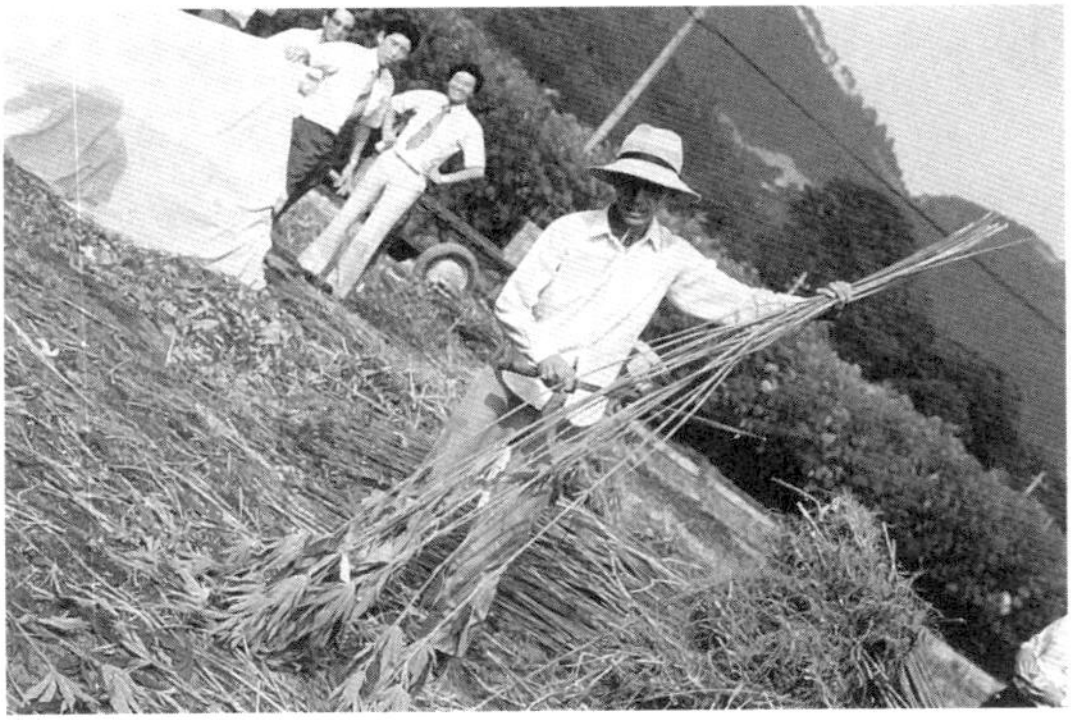

写真18　アサから大麻繊維の生産
上：無毒大麻の栽培と引き抜き，下：葉打ち

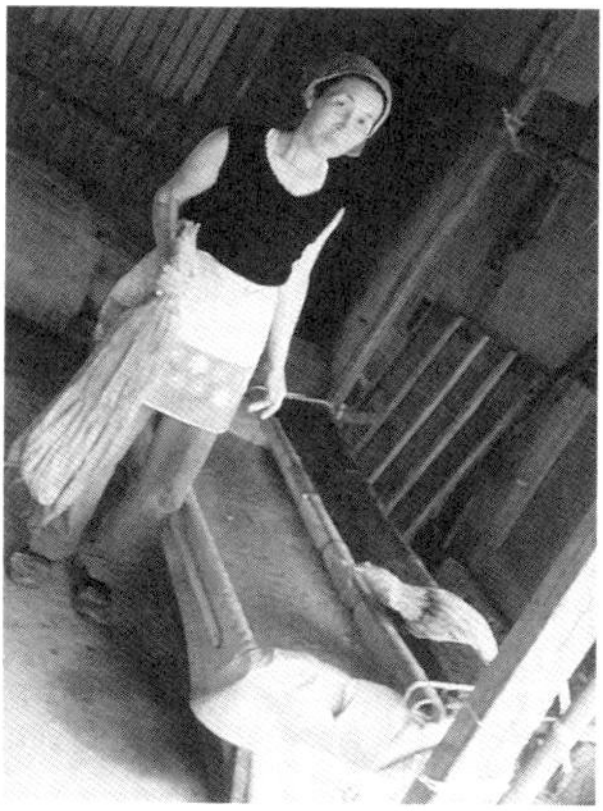

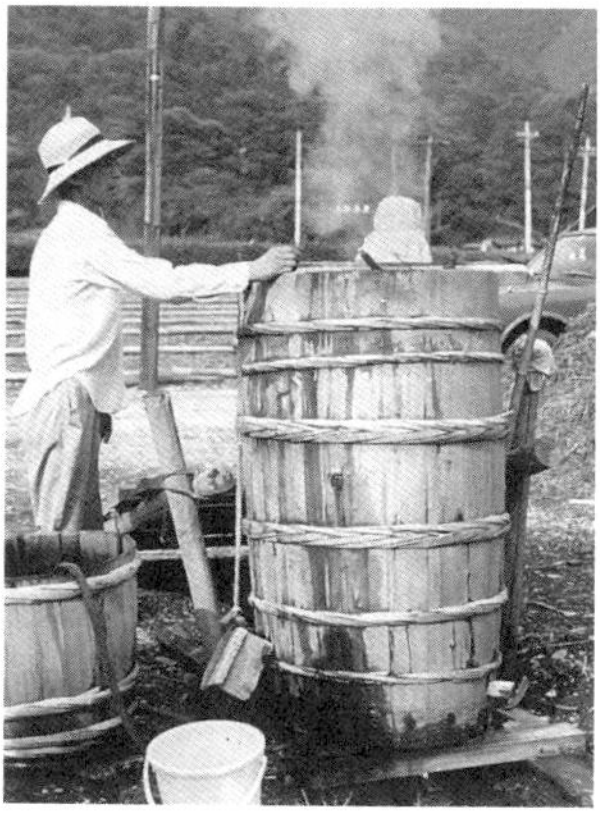

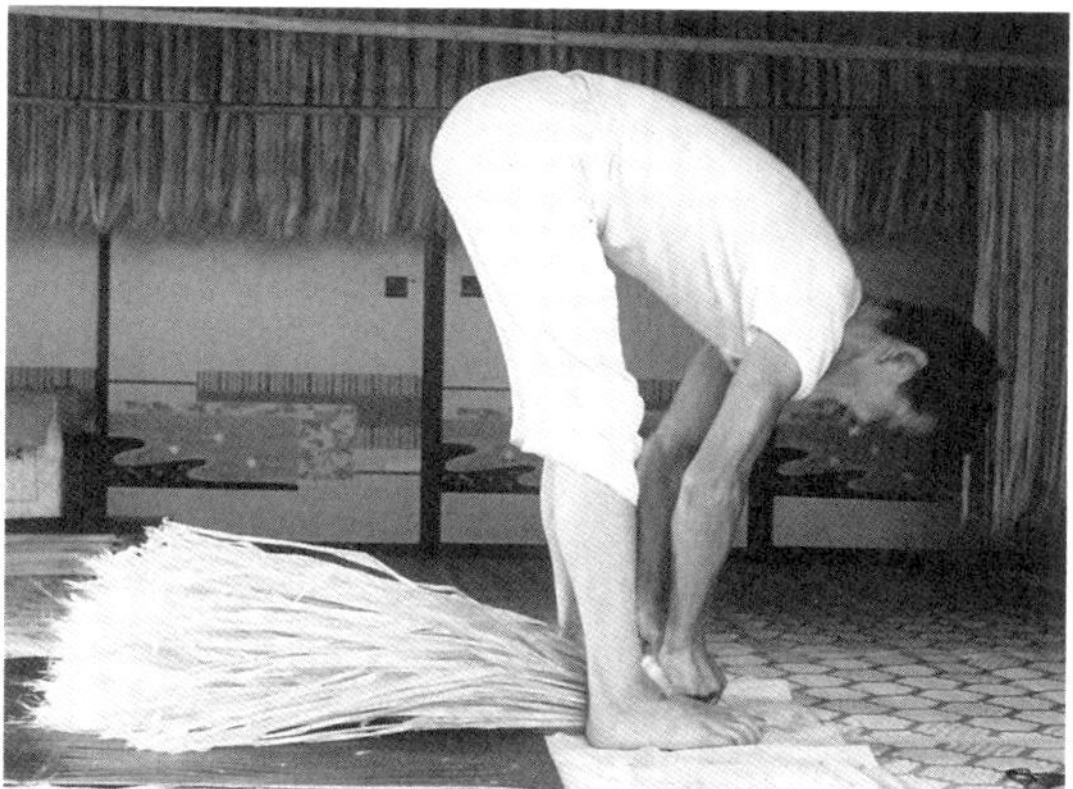

写真18（つづき）

右：茎の煮沸，左：水晒による外皮の除去，下：精麻の調整

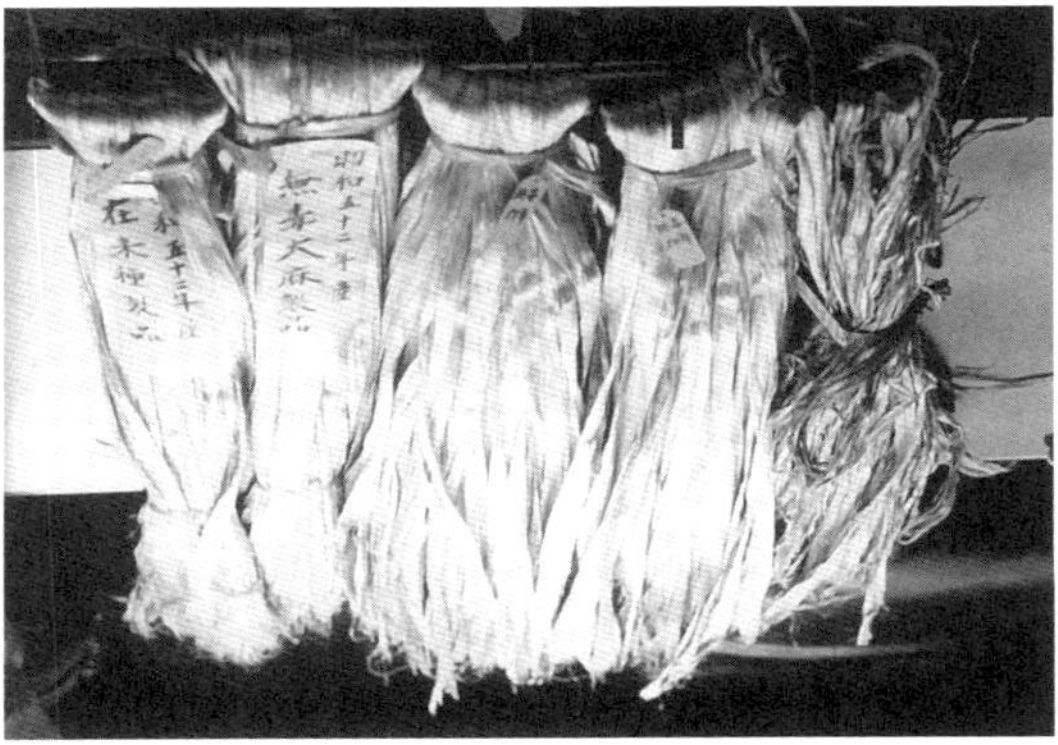

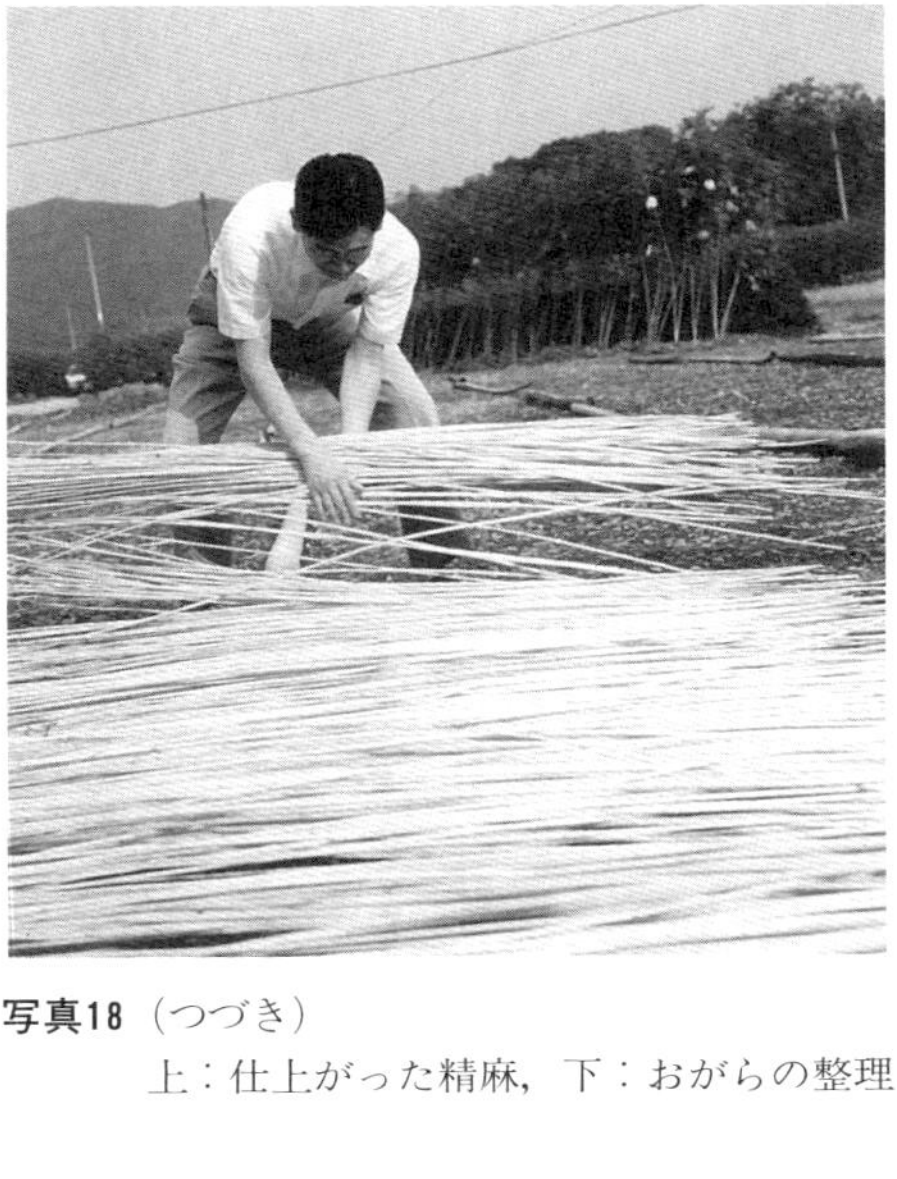

写真18（つづき）
上：仕上がった精麻，下：おがらの整理

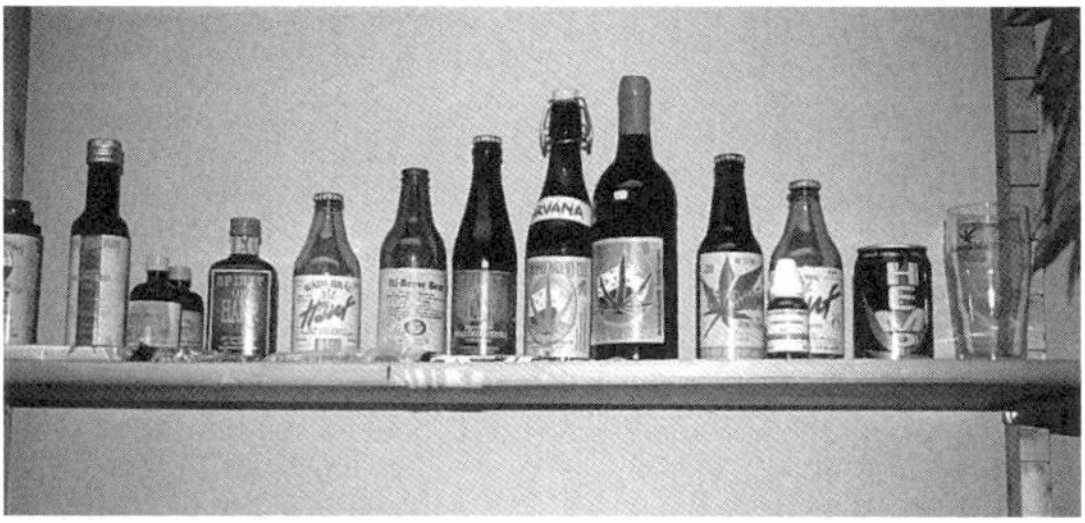

写真19　種々の大麻ドリンク製品

乾燥大麻は葉や花穂をそのまま乾燥させたもので、マリファナとも呼ばれ、インドなどではガンジャとも呼ばれる。また、東南アジアでは大麻の成分の含有量が多い花穂を細糸で捲いて棒状にしたものをブッダスティックと呼んでいる。このほか、大麻成分の含有量を多くするため、栽培中に雄株を抜き取り、雌株だけ残して受粉できないようにした花穂や葉を集めたものをシンセミアと呼んでいる。

大麻樹脂は分泌する樹脂を採取して固めたもので、ハッシッシ、ハッシ等とも呼ばれている。インドの大麻は分泌樹脂が多く、花穂を強く握って手についた分泌物を集めて固めるなどして板状やスティック状にしている。液体大麻は葉や樹脂から溶媒を用いて抽出した液状のもので、ハッシッシオイルとも呼ばれている。特にインド産が有名であった。インドでは開花期に雄株を取ってその花粉を雌株に振りかけ完全に受粉を行い、受粉結実を始めた雌株の枝先を採取して製する。写真19に各種大麻製品を示している。

古くから大麻が儀式やまじない、また、医療に用いられていたことは数多くの史実で明らかとなっている。大麻を幻覚剤として用いたのは小アジアからインドにわたる地域で、イスラム文化とともに、北アフリカを経て南ヨーロッパに伝播したと考えられている。スキタイ民族は他民族を攻撃する前にテントの中で大麻をいぶしたと言われる。また、一一世紀イランにハシシーンと呼ばれるイスラム教の一派があったが、彼らはすべての敵を暗殺したことで知られており、暗殺に出かける前にはハシシュを飲んだと言われる。一方、中国や日本では大麻を儀式やまじない等に用いた事実がないことから、北方ルートと南方ルートで伝播した品種はその生理作用の点で異なっていたことが窺える。

二〇世紀に入り大麻は世界各国で薬用として、また幻覚剤として用いられるようになってきたが、その毒性のために一九二五年以来ジュネーブの国際阿片条約により規制された。わが国では一九四七年以降大麻取締法が施行された。大麻は一九五一年まで日本薬局方に鎮痛、鎮静薬として収載されてきたが、それ以後は大麻禍が社会問題となってきたため、医薬品としては認められず、大麻取締法で厳しく規制されるに至った。しかし眼の房水の流出を促進するので眼圧を下げるため緑内障に適用している。また、抗ガン剤による治療時の嘔吐を止めることも明らかとなっており、主有効成分のテトラヒドロカンナビノール（THC）の投与でその効果が確かめられた。特に若い患者への適用が有効と言われている。

3　無毒大麻

先にも述べたが大麻としての主な薬理活性は幻覚である。特に色彩感覚に著しい異常が現れると言われている。このため芸術家達の間で好まれるとも言われる。また、カタレプシーと称する一種の運動失調もおこってくる（写真20）。これらの異常行動を引き起こすのが、THCと呼ばれる成分である。

三十数年前はヒッピーと呼ばれる若者たちが、音楽活動を始めとした各種の活動で、多くの若者を引き込んで展開していた時代であった。ヒッピーの間では大麻が流行していたと言われていた。このような時代背景から大麻の不法使用が多い時代であった。このため大麻を吸っても幻覚等が出ない大麻なら喫煙する者もいなくなるであろうとの考えから、THCを含んでいない生理品種探しがスタートしたのである。

THCを含まない生理品種を育種するためには、出来うる限り多くの株をしらみつぶしに調査する必要がある。第二章で述べた甘草の高グリチルリチン含有株と同様である。当然文献の調査もやらなくてはならない。文献からTHCが少なく、反対にカンナビジオール（CBD）と呼ばれるTHCのような活性は持たない成分があることが判ってきた。そこでこのCBDをたくさん含む大麻を探すことが「無毒大麻」の育種につながると言えよう。

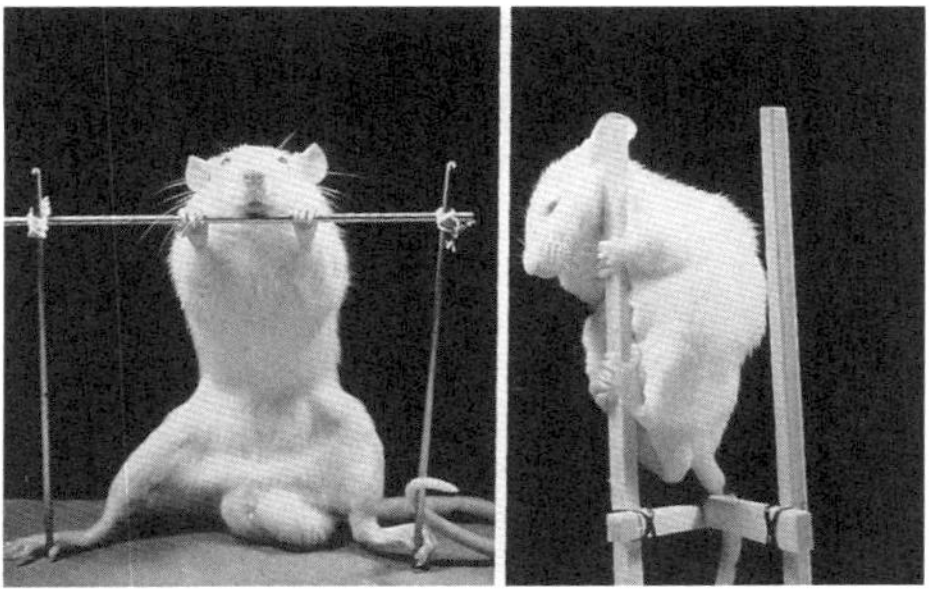

写真20　大麻のTHCによるマウスの運動失調（カタレプシー）の発現（山本経之博士提供）

大麻は古い繊維作物であることから、日本各地で栽培が行われていたであろうが、長年月自家採種による継続栽培が行われてきた地域に古くからの形質、つまり遺伝子が受け継がれてきていると予想される。そこで大分県と佐賀県の山村二ヵ所を選び栽培されているアサの成分を調べた。その結果、佐賀県の栽培地に五パーセント位のTHCを含まない株があることが明らかとなった。そこでTHCを含んでいない株の種子を採種し、翌年からそれらを蒔いて成分を調べる実験が繰り返された。アサは雌雄異種といい、雄株と雌株が

表 7　CBDA 種（無毒大麻）の育種経過

年	調査した株の本数	無毒大麻の本数	%
1967	100	5	5
1968	400	89	22
1969	324	317	98
1970	437	400	91
1971	514	436	85
1972	492	491	99.8
1973	360	360	100

異なっており、片方だけでは種子がとれない。このためある一定以上の植物個体を育てておかないと種子が取れない事態が起こりうるので集団で育種を行わなければならなかった。この方法で品種改良を行う時は純系を得るまでに長年月かかることになる。しかし根気よく育種が年々繰り返された結果、表7に示すとおり七年後にＴＨＣを含まず、ＣＢＤが主成分である「無毒大麻」の育種にたどり着いたのである。

成分的には満足がゆくものの、繊維作物としての評価は低いものであった。そこで繊維の質は良いが成分的にはＴＨＣのみを含む「栃種1号」という品種が雄株として選ばれて、上述の育種した「無毒大麻」を雌株として交配が繰り返され、雑種四代で繊維が良質で、ＴＨＣを含まない品種が育成された。この品種は「とちぎしろ」として農林省へ種苗登録された。以後ＴＨＣを含んでいる在来種に代えて、代替種として一般には「無毒大麻」の名称で各地で栽培されるに至った。

タイ北部に住む少数民族であるメオ族の村から持ち込まれた大麻種子を蒔いて育てて成分を調査したところ、今まで出合ったことのない成分が見つかり興奮したことを思い出す。では成分はどのようなものであったのであろうか。図10に通常のＴＨＣの構造式を示しているが、メオ種に含まれていたＴＨＣは一番右端の尻尾の部分が短くなっている。そこで新しい名前を付けることからスタートした。

話が少々横道にそれるが、成分を見つけてその構造を決定し、全く新しい成分であることが判れば、自分で勝手に名前を付けることが許されている。植物の学名に基づく命名の仕方が一般的である。しかしその限りではなく、中には興味ある名前もある。例えば新しい成分の発見者がたまたま髭をたくわえていたので、「ヒゲナミン」と命名された成分名もある。また、日本語の植物名にちなんで、マタタビのある種の成分に「マタタビラクトン」とか、サンショウの辛味成分に「サンショール」等の名前が付いている。日本の研究者が構造決定し命名したことが容易に判る。以上のような

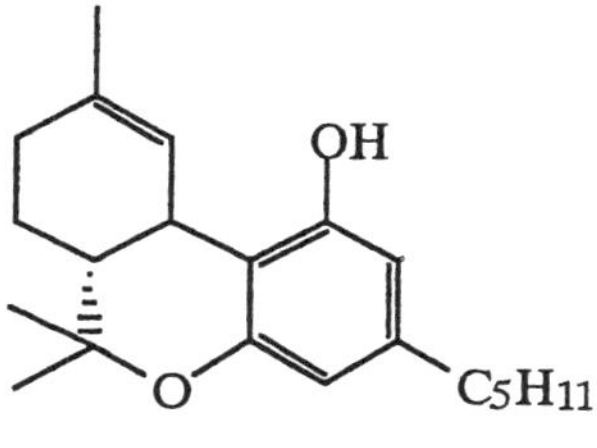

THC

図10　大麻の活性成分，THC の構造

取り決めがあるので、上述の尻尾が短い、新しいＴＨＣにテトラヒドロカンナビヴァリン酸（ＴＨＣＶＡ）と命名した。世界で最初の名前の誕生である。

さて、話を本筋にもどそう。上記メオ種には興味深い成分が含まれていたので、この品種についても生理品種があると思われるので育種をスタートした。しかしこの品種はそう単純ではないことが判ってきた。つまり「無毒大麻」や通常の大麻に含まれるＴＨＣやＣＢＤの他に新しい成分、ＴＨＣＶＡやこれに相当するＣＢＤＶＡという新しい成分が混在していることが明らかになった。こうなってくると尻尾の長さの形質についても育種をやらなくてはならず、先の「無毒大麻」とは比べものにならないくらい長時間を必要とするため、品種名を「メオ種」としたにとどまり、残念ながら育種途中で中断せざるを得なかった。

タイの品種について触れたが、後年中国の雲南省西双版納《しいさんぱーな》へ植物調査に出かけた折、大麻の種子がお菓子として販売されていることに気づき、各地で購入した（種子は大麻取締法にふれず、取り扱いは自由である）。当時は未開放地区でもあり、大麻の種子ということで没収される恐れもあると考えられたので、購入した種子一個ずつにルーペを用いて購入地が判るよう印を付け、他のお菓子と混ぜて持ち運んだ。案の定、昆明を出発する時に公安職員が訪れ、各地で収集したり購入した種子類がすべて没収された。幸い大麻の種子はお菓子の中だったため持ち帰ることが出来た。種子を播き成長した後、葉の成分を調べた結果、先のタイのメオ族が栽培していた「メオ種」と類似していた。メオ族はタイから移住した少数民族と言われているので、この史実を大麻成分が物語ってくれたことを記憶している。

今回の品種の例でも判るとおり、アジアには未だ明らかになっていない興味深いかつ貴重な品種が潜んでいるものと考えられる。生薬を手がける者にとってはそのような遺伝子がいつまでも受け継がれて行くことを願わずにはいられない。

4　大麻成分に関する酵素

酵素という言葉は今や日常茶飯事となっている。動物、微生物、植物の全生物は酵素なしでは生きてゆくことは出来ない。また、どんなに簡単な成分でも多くの酵素が関わって合成される。このように生物が成分を合成するための酵素を生合成酵素とよんでいる。本項では大麻成分の生合成酵素について触れる。

大麻の新鮮な葉を材料として緩衝液で抽出し、遠心分離器で酵素を含む液を得ることが出来る。この酵素液に硫酸アンモニアを加えて酵素を沈殿させる。色々な分離カラムにより

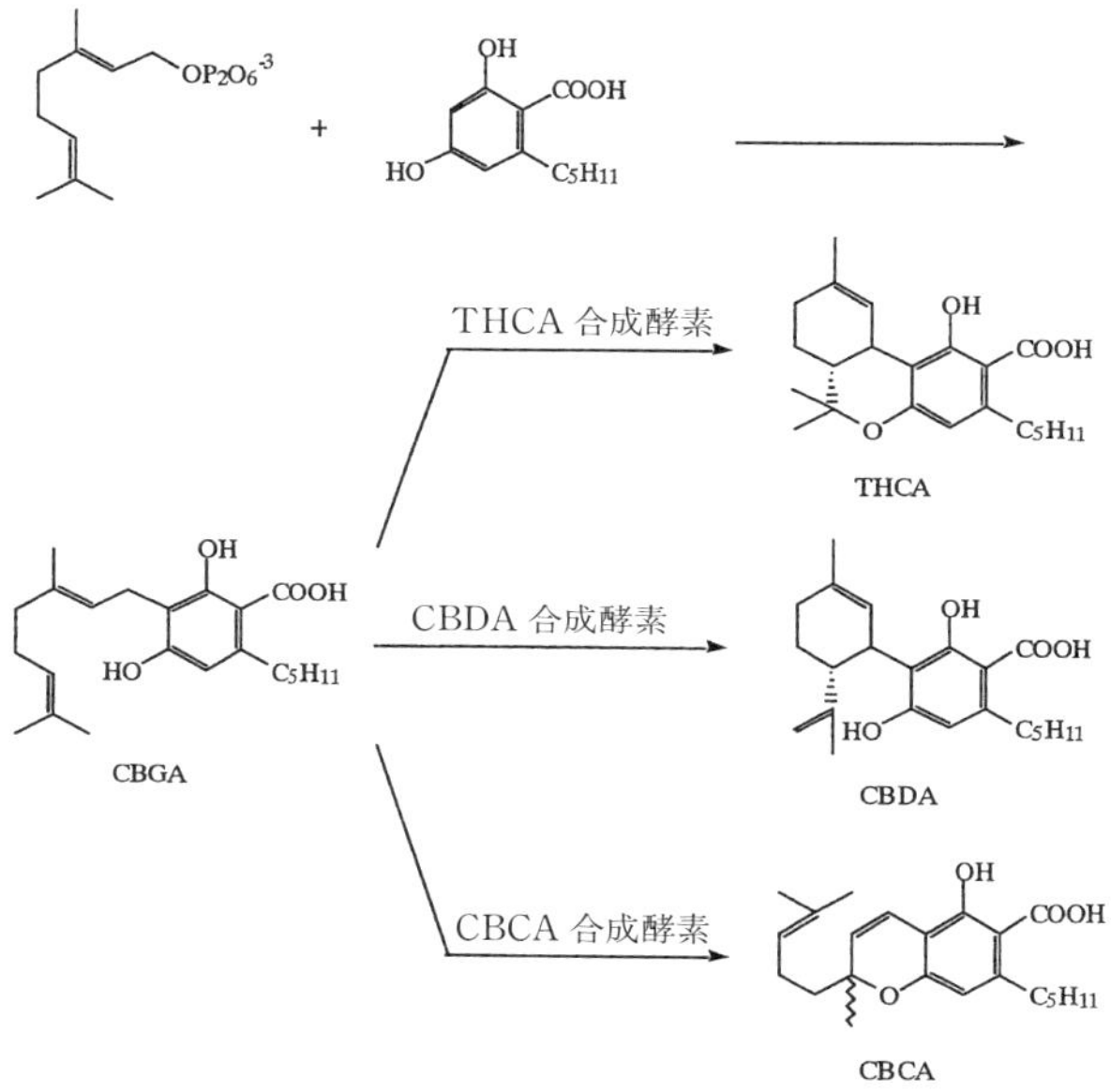

図11　大麻成分を作り出す３つの酵素

徐々に酵素を精製してゆき、最終的にテトラヒドロカンナビノール合成酵素、カンナビジオール合成酵素、カンナビクロメン合成酵素の三種を取り出した。以上の三種の精製した酵素反応から大麻成分の主生合成経路は図11に集約される。これらの酵素を手がかりにそれらの遺伝子まで突き止めることが出来る。

先に「無毒大麻」やタイの「メオ種」についてお話しした。これらについて酵素レベルで考えてみよう。「無毒大麻」はTHCを含まない品種であるので、テトラヒドロカンナビノール生合成酵素が欠損していることになる。そのかわりにカンナビジオール生合成酵素が多い品種である。また、タイの「メオ種」や中国奥地の大麻に含まれる大麻成分は通常の大麻成分に比べ尻尾が短いことを述べたが、この点も酵素の違いによって生じるマジックである。

以上のような酵素を利用してどのようなことが可能であろうか。上記三種の酵素遺伝子のクローニングを行っているので、酵素の大量発現系を確立しそれらを固定化し、試験管内で大麻成分を合成することが出来る。また、酵素遺伝子を $Agrobacterium$ というバクテリアに組み換え、それの感染力によりアサへ遺伝子を導入すると、大麻成分をよりたくさん合成する品種をつくり出すことも可能となる。さらに数種の生合成酵素を、例えばタバコに組み込めば、大麻成分を生産するタバコの出現である。

以上植物の酵素について、大麻成分を合成する酵素を例にとり酵素と成分の関係について述べた。植物の酵素は多様な植物成分をスムーズに、スピーディーに、また、そつなくもの見事に合成してくれる。この性質を化学合成に応用したいと筆者も念じている。この点に夢を求めて研究者の挑戦が続くのである。

95　第四章　アサと大麻

5　大麻は医薬品となりうるか

近年不法使用は年々増加の途を辿っており、他の薬物と同様深刻な社会問題となっている。また、不法栽培があとをたたない状況である。しかし一方では大麻成分を直接医薬品とする試みや、大麻成分をモデルとして医薬品を造り出そうとする研究が急増している。何故なのであろうか。実は一九九〇年代に入って大麻成分の受容体（レセプター）が脳とマクロファージで発見された。その直後脳内のレセプターに対してくっつくことができる体内成分（アナンダミドと呼ぶ）が単離されたことから、レセプターに対してくっつく成分（アゴニスト）や邪魔をする成分（アンタゴニスト）等の研究が急速に進展してきた。大麻成分の中で特に活性の高い、THC関連化合物の合成研究が幅広く行われた。

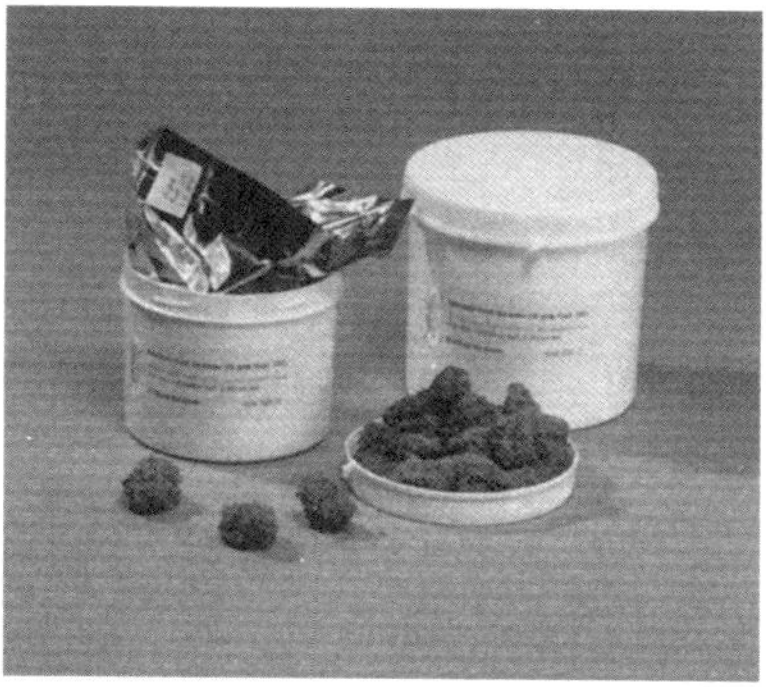

写真21　医療用の大麻製品

近年カリフォルニアでは医師の処方箋に基づき、大麻の主薬理活性成分であるＴＨＣとモルヒネを、ガン患者の鎮痛を目的に投与するケースがあるとの報告がなされた。また、年少者の制吐を目的にＴＨＣを用いるケースもある。ごく最近、前述のリガンドの関連化合物が海馬における長期増強（ＬＴＰ）を起こすことが報じられている。このＬＴＰ現象は後でサフランの章で詳しく述べるが、記憶・学習に深い関連を持つと考えられている。このことから近年深刻さを増してきている痴呆症にも朗報をもたらす可能性があるかも知れない。写真21は大麻の樹脂を医薬用に売り出すべく容器につめられたものである。

以上のように述べるとあたかも大麻は医薬品で、不法使用の害は無視してもよいように受け止められるかも知れない。しかしＴＨＣをラットに投与して起こるムリサイド（マウスをかみ殺す狂暴な動作）等を観察すると、大麻の害が容易に想像されよう。大麻成分の活性のかなりの部分が解明されたとはいえ、未知のベールをかむった部分に何が隠されているか油断は許されない。このことが大麻使用の是非が議論され続けている所以である。

第五章　サフラン

1　サフランの歴史と栽培

サフラン、*Crocus sativus* L. はヨーロッパ南部、小アジアを原産地とするアヤメ科の多年草で、紀元前一七〇〇年頃よりクレタ島で栽培されていた（口絵11）。ヨーロッパでは一一〜一四世紀に盛んに栽培され、薬として用いられていた。また、よく知られた地中海料理、ブイヤベースには欠かすことの出来ない着色料と香り付けである。サフランは柱頭および花柱（雌しべ）のみを乾燥させたもので、「心臓を強くし、肝臓の障害を除くとされ、適量を用いると頭脳を明晰にし、五官の働きを活発にし、眠気を払い、人を陽気にさせる」とされている。また、鎮痙剤、通経剤として用いられる他、赤痢、はしか、黄疸、痛風、リューマチにも使用され、万能治療薬的に用いられてきた。先にも述べたが、ディオスコリデスの薬物誌「マテリアメディカ」には「新鮮なものほど良く、二日酔い、血行不良や子宮薬、便通薬、強壮薬として用いる」と記載されている。また、ギリシア時代には催淫剤としても用いられた。

日本では一般に鎮静、鎮痛、通経の目的で家庭薬製剤の原料として用いたり、また、染料用、鑑賞用に栽培されている。一方、中国には一三世紀頃インドから渡来し、サフランを蔵紅花と称して現在に至るまで薬用に供されている。李時珍は「本草綱目」において「心憂鬱積、気悶して散ぜぬものに血を活かす。久しく服すれば精神を愉快にする。また、驚悸を治す」と書かれ、古来よりうつ状態、呼吸障害、吐血、悪寒、ヒステリー、恐怖、恍惚、婦人閉経・産後の瘀血《おけつ》や腹痛など、駆瘀血作用を有する生薬として用いられてきた。また、近年サフランエキス及びその含有成分の抗腫瘍活性、抗高脂血症作用、抗動脈硬化作用、肝障害改善作用、血小板疑集制作用、血管拡張作用などの薬理作用が次々と報告されている。

サフランは従来からギリシア、スペイン等が主産地となっているが、近年中国における生産が急激に増えている。わが国では大分県の竹田市において九〇パーセント以上を生産している。竹田市の栽培は約八〇年前に考案された独特な手法で行われており、写真22に見られるように室内栽培である。この手法は世界でも竹田市だけであり、極めてユニークな、また、長い歴史を持つバイオテクノロジーと言えよう。このためか品質が良いことでも知られている。しかし近年竹田市の手法が中国へもたらされ、同じような方法で栽培が行われ、一大産地を形成していると言う。一方ギリシア等での栽培は写真23に見られるように、すべて畑での栽培である。

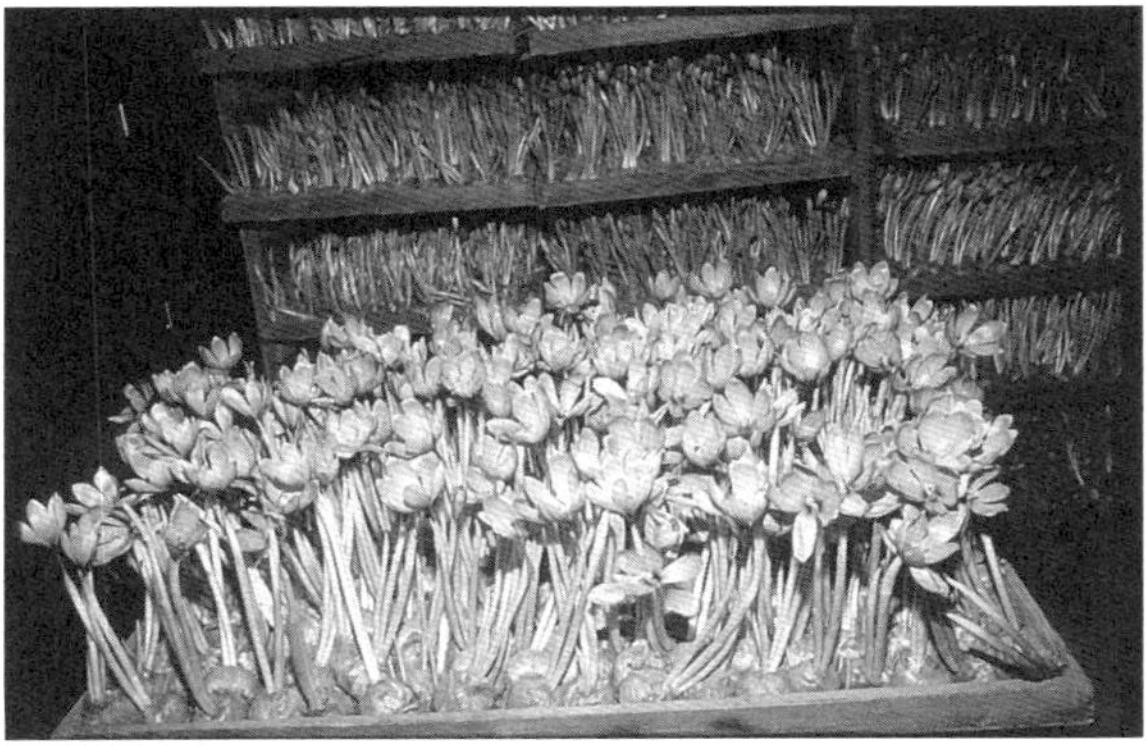

写真22　竹田市におけるサフランの室内栽培

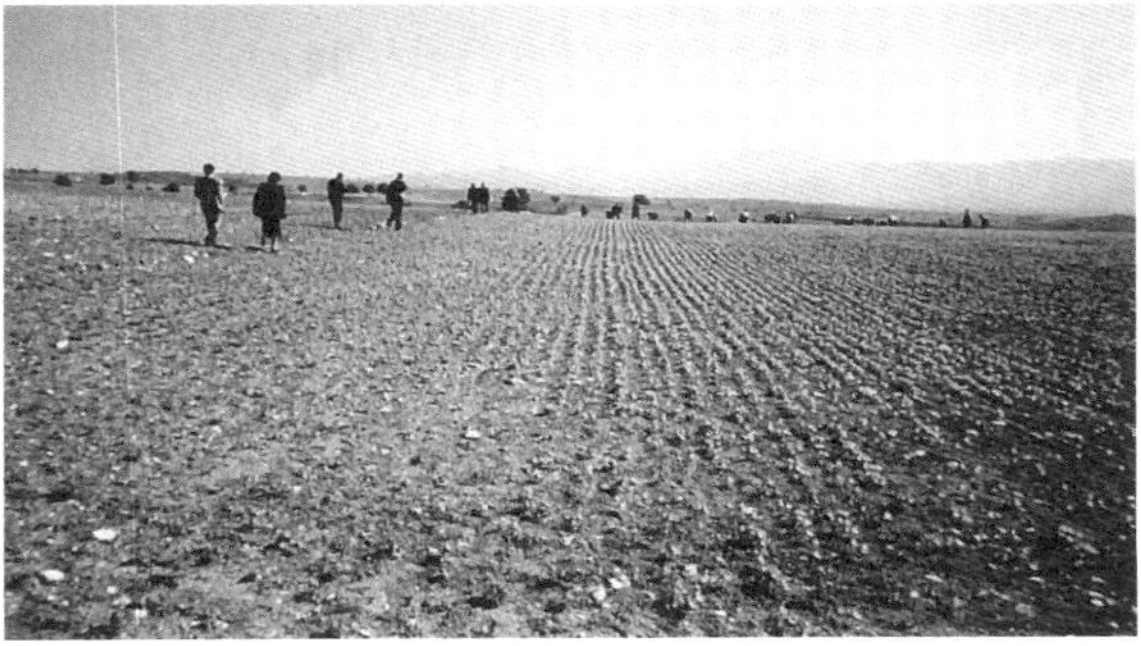

写真23　ギリシアにおけるサフラン栽培風景（入野信人博士提供）

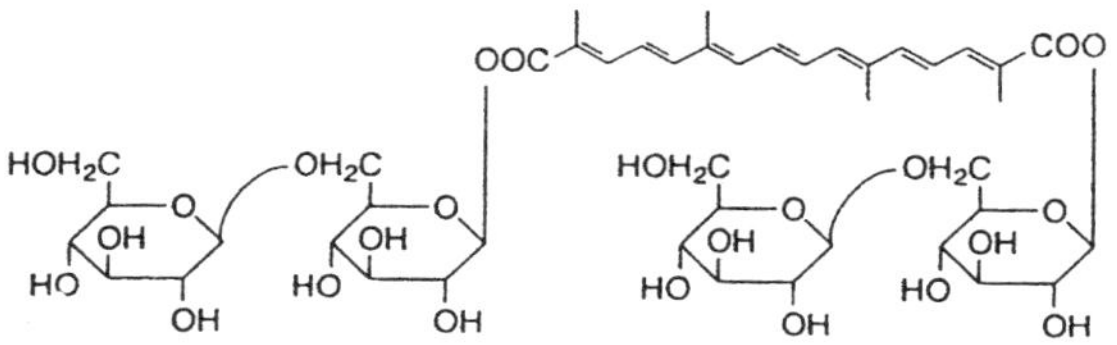

クロシン

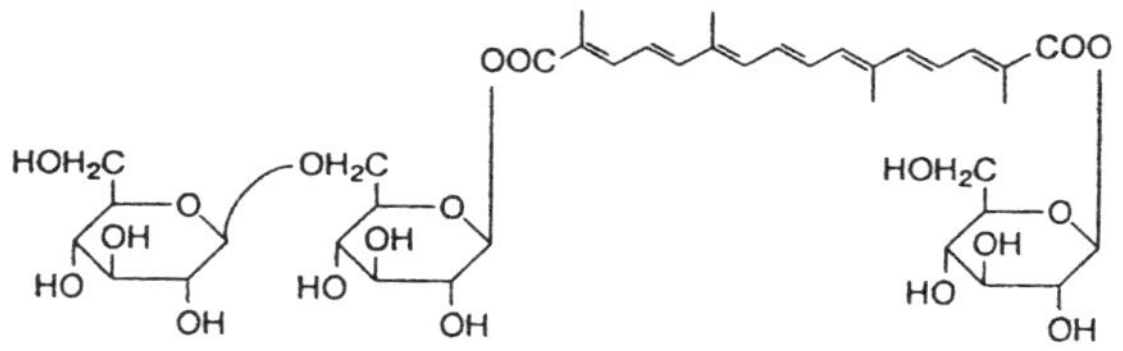

クロセチントリグリコシド

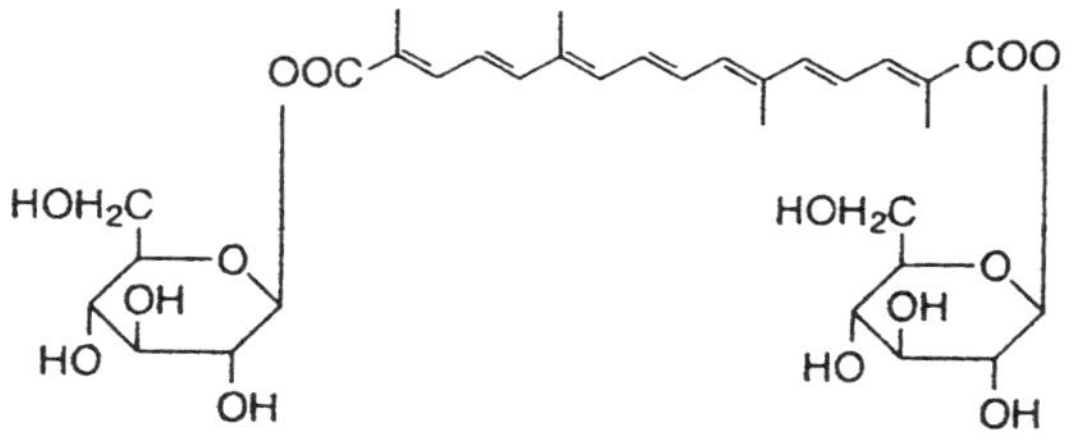

クロセチンジグリコシド

図12　サフランの薬用成分の構造式

図12にサフランの赤色のもととなる成分、クロセチン配糖体の構造式を示す。筆者らは先にサフラン中に含まれる成分や、あの赤い色を示すクロセチン配糖体の安定性等について研究を行ってきた。その結果サフランエキス中の成分は糖類、クロセチン配糖体、ピクロクロシン等で、その内クロセチン配糖体が四〇パーセント程度含まれていることが明らかとなった。その中でクロシンが主成分となっている。しかしクロシンは湿気があると、サフランに含まれる酵素、β-グルコシダーゼにより糖部が切断され、また、酸素の存在下熱により速やかに分解することが明らかとなった。このことは市販のサフランのクロシン含量が一~二パーセントという結果からも容易に想像できる。本章では竹田市産サフランを用いてサフランの成分の中で、特に中枢に作用する成分としてのクロシンの発見等について触れる。

2　サフランの記憶学習に関する作用

サフランの五〇パーセントエタノールエキス単独ではマウスの記憶学習にたいして何ら作用が認められないが、アルコールによる記憶障害や記憶再現障害を改善することが認められたので詳細な実験を開始した。図13は三〇パーセントエタノールによる記憶障害に対するエ

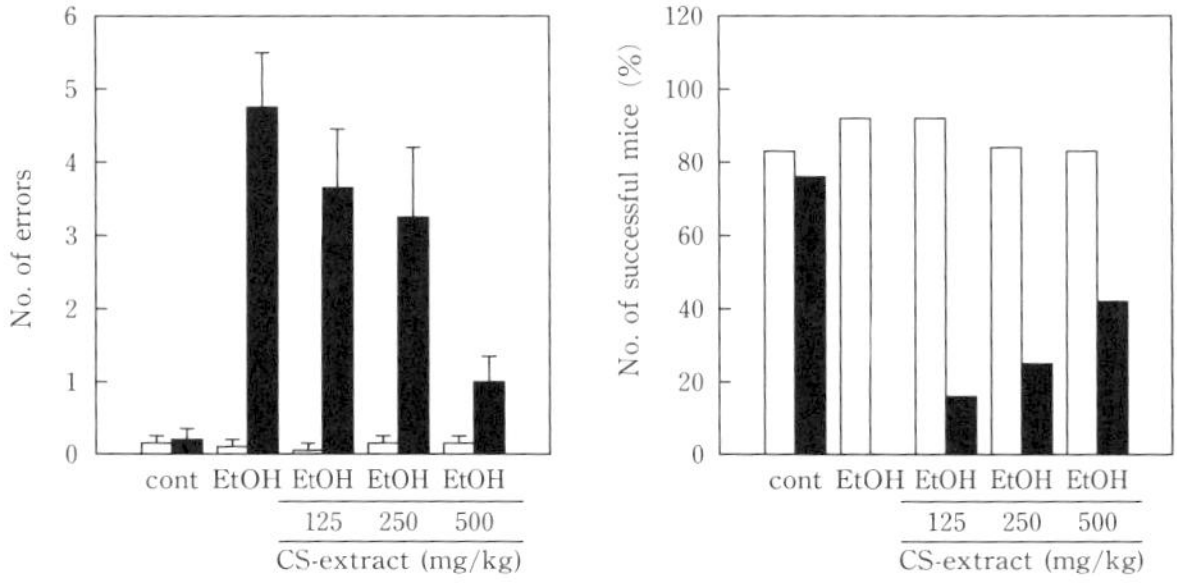

図13 30％エタノールによる記憶獲得障害に対するサフランエキスの効果

cont はコントロール，EtOH はエタノールのみ投与，CS-extract はサフランエキスを前投与することによりアルコールによる障害を改善している。

キスの経口投与による効果を示している。与えるエキスの量を増やすにつれてエラーが減っており、反対に成功率は上昇している。四〇パーセントエタノールによる記憶再現障害に対するエキスの効果を調べた結果も同様な改善作用が認められた。

以上からアルコールによる記憶学習障害を起こさせたモデルマウスを用いることにより、サフランのエキスが改善効果をもたらすことが明らかとなった。

3 長期増強作用に対するサフランエキスの効果

長期増強作用とは、動物の脳の重要な部位である海馬の一定部位（図14）を刺激することに

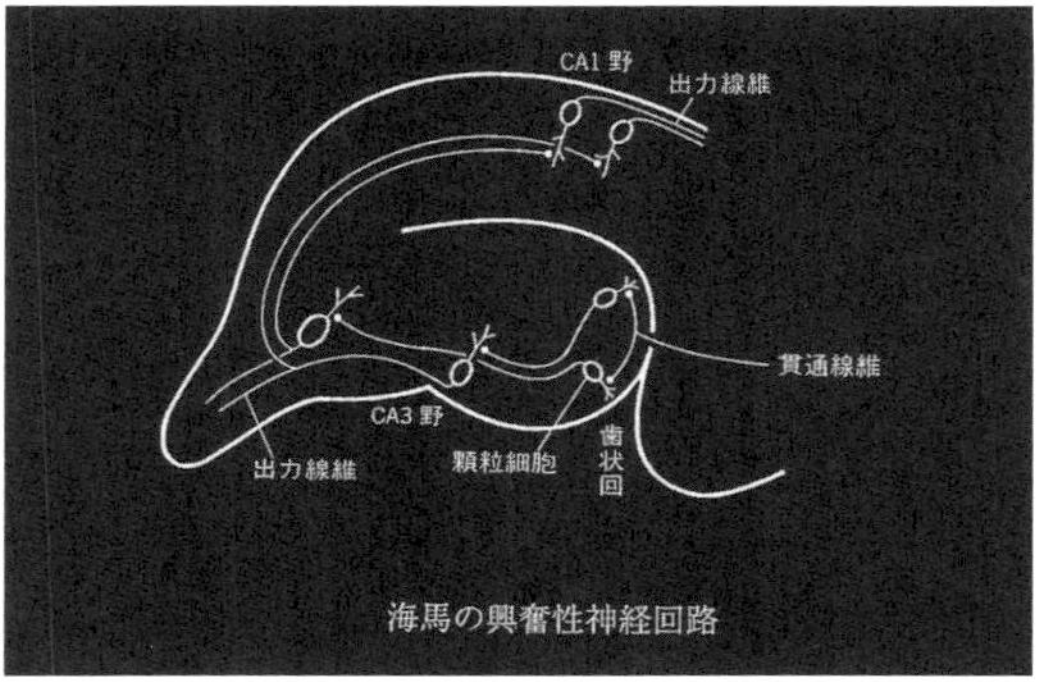

図14　脳の海馬部分を刺激し長期増強を発生

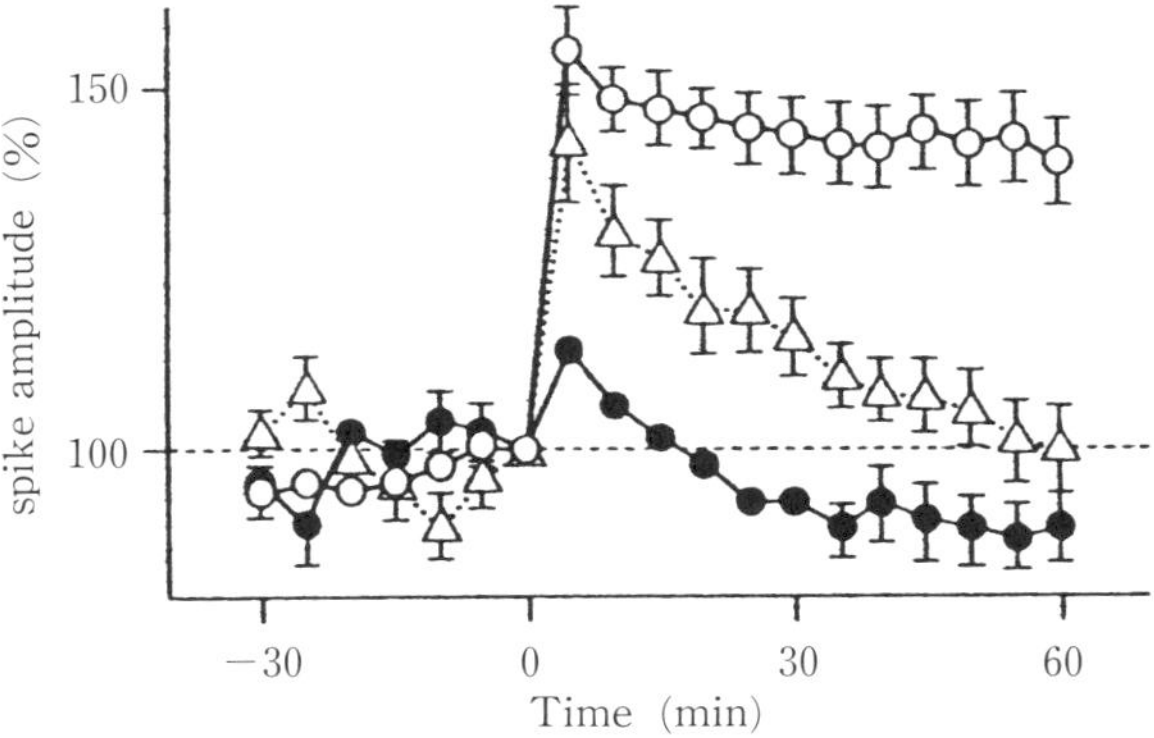

図15　エタノール経口投与による長期増強の抑制とサフランエキスの効果
○何も与えていない状態（コントロール）
△サフランエキスを前投与することによりアルコール障害が改善されている。
●アルコールの投与により長期増強が抑制される。

よって、数十分から数時間に及ぶシグナル（電流）を発生する現象を言う。このためこの現象は記憶学習と密接な関係を持っていると考えられ、記憶学習を分子レベルで評価する方法として応用されている。また、海馬のスライスを用いる実験も行われている。この実験においてもアルコールによる長期増強の発現阻害を起こしたモデルを用いることが適当である。

図15は正常な長期増強の発現状況（○印）とラットにエタノールを経口投与して長期増強の抑制をかけた状態（●）と、サフランエキスの経口による前投与により長期増強の発現が改善（△）していることを示している。

次にエタノールを静脈内へ投与して長期増強発現の抑制を行った状態に対するエキスの経口前投与の効果も、同様にアルコールに対する拮抗作用が認められる。さらにアルコールを脳内へ直接与えることによってもサフランエキスの改善作用が認められた。これらの実験を通してサフランエキスはアルコールによって長期増強が阻害されている状態を改善することが明らかとなった。

4　サフランエキスの薬効成分

アルコールにより長期増強を阻害したマウスをモデルとして、各成分の活性を調べたところ、クロセチン配糖体に活性が集中することが明らかとなったので、クロセチン配糖体を精製して三種の配糖体をそれぞれ分離した。それらの構造式は前述の通りである。なお、サフラン中の含量はクロシン一四・五パーセント、クロセチントリグリコシド六・一パーセント、クロセチンジグリコシド〇・八パーセントである。エキスの収量は約五〇パーセントであるのでエキス中の含量はほぼ二倍量となる。

図16はクロシンをかなりの量、静脈内投与して長期増強を調べた実験である。クロシンを与えていないマウス（○）に対してクロシンを与えた（●）ことにより明らかに長期増強を強めていることが判る。しかしその作用は強いとは言えないので、前述のアルコール阻害マウスを用いた実験を行い、クロセチン配糖体類の効果を評価したのが図17である。

この図から最も作用が強いのはクロシンで、糖の数が少なくなるに従って作用も弱まっている。また、それぞれの化合物が量を増やすにつれて強まっていくことが明らかとなった。

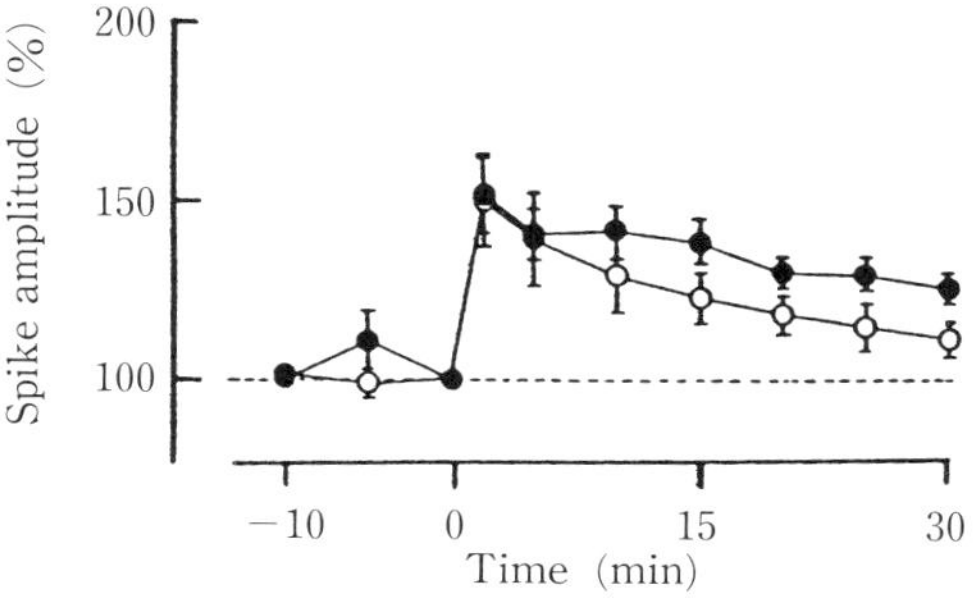

図16　クロシンの多量投与による長期増強の発現
○クロシンを投与していない状態（コントロール）
●クロシンの投与

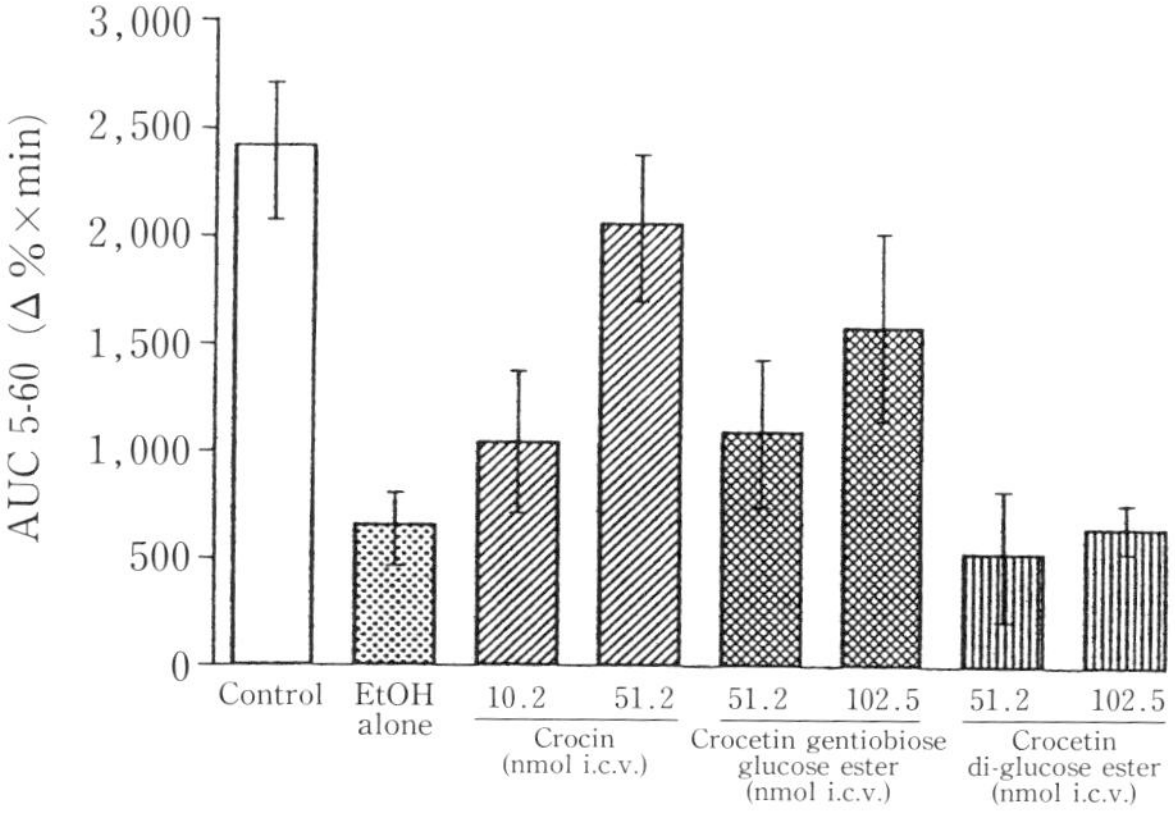

図17　クロセチン配糖体の長期増強に対する影響
左から通常の状態，エタノールの投与，エタノールとクロシンの投与，エタノールとクロセチントリグリコシド，エタノールとクロセチンジグリコシドの投与

以上の結果をまとめると、アルコールによる記憶学習阻害効果をクロセチン配糖体が改善する。クロセチン配糖体のうち、グルコースの数が最も多いクロシンの作用が最も強く、グルコースの数が少なくなるに従って改善作用も弱まることが明らかとなった。

5　サフランの抗皮膚ガン活性成分の分析

皮膚ガンを作らせない成分を調べる場合、簡単な評価系として、マウスの皮膚にイニシエーターと呼ばれるガンのきっかけを作る成分を塗り、その後ガンを成長させる物質（プロモーターという）を繰り返し塗る。あらかじめサフランのエキスやクロシンを経皮投与や経口投与することにより皮膚ガンの発生状況をコントロールと比較して評価するものである。サフランエキスの経口投与による作用を調べ、その本体を突き止めるために実験を開始した。図18のAは皮膚ガンが出来たマウスの比率を示したもので、Bはマウス一匹当たりの皮膚ガンの数を示している。

図18-Aの●は水のみを与えたものである。五週目辺りから皮膚ガンの発生率が急激に増加し、一〇週目になるとすべてのマウスが皮膚ガンを発生している。一方サフランエキスを

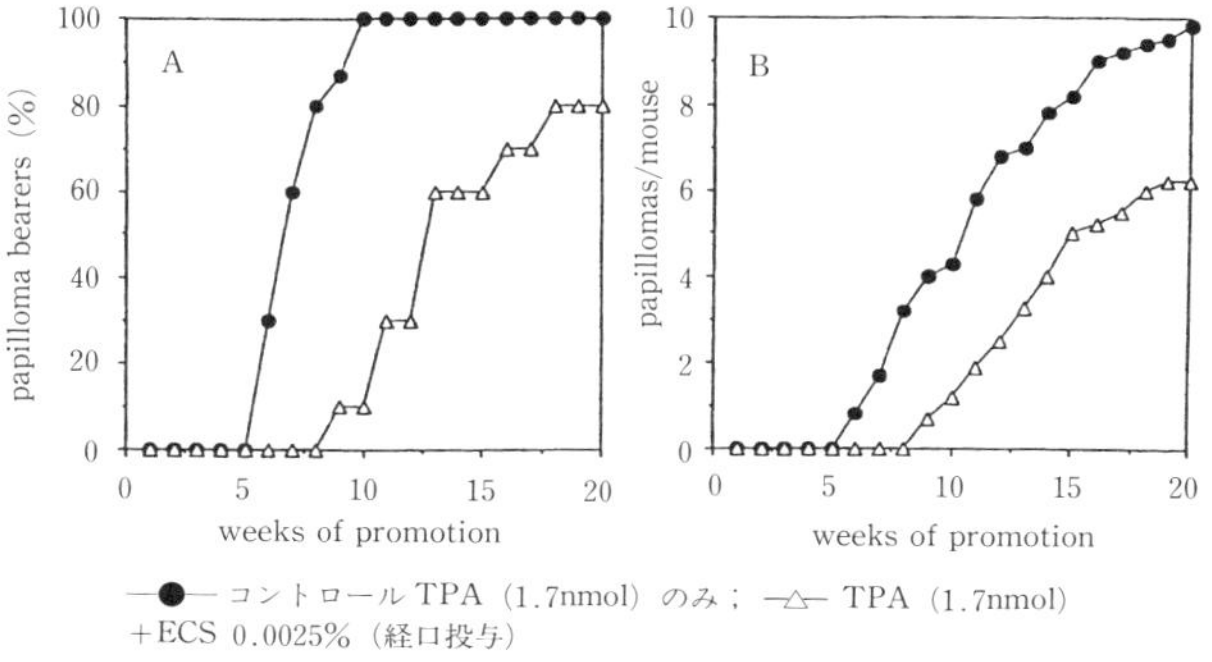

図18　サフランエキスの抗皮膚ガンプロモーション効果
A：腫瘍生成率，B：マウス１匹当たりの腫瘍数

与えた群（△）は八週目から皮膚ガンの発生が認められるが、発がんマウスの比率が低く、二〇週目においても八〇パーセントとなっている。

皮膚ガンの数を調査したのが図18-Bである。水だけを与えた群は五週目から増加し、二〇週目には一匹当たり一〇個の皮膚ガンが発生している。エキスを与えた群は一匹当たりの数が明らかに少なく、二〇週目で六個となっている。

以上からサフランエキスの経口投与によって皮膚ガンの発生を抑えることが出来ることが明らかとなった（写真24）。

次にエキス中の活性成分を明らかにするため、前述の通りエキス中に三〇パーセント近い含量であるクロシンについて先と同様な実験を行った。

結果を図19に示す。図19-Aが皮膚ガンの発生

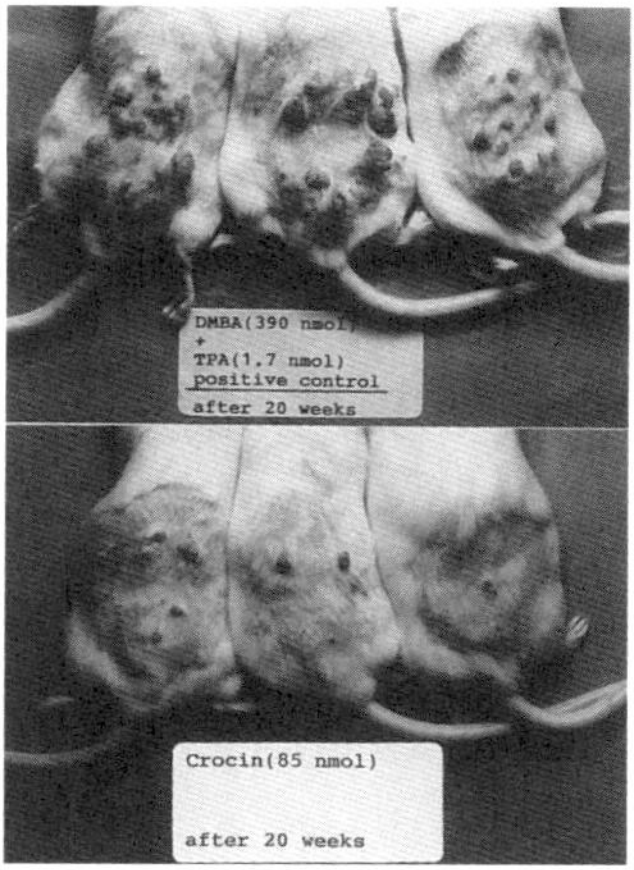

写真24　サフランの有効成分，クロシンの抗皮膚ガン作用
上はクロシンを投与していないマウス。多くの皮膚ガンがみられる。下はクロシンを投与したグループでガンの数が明らかに少なくなっている。

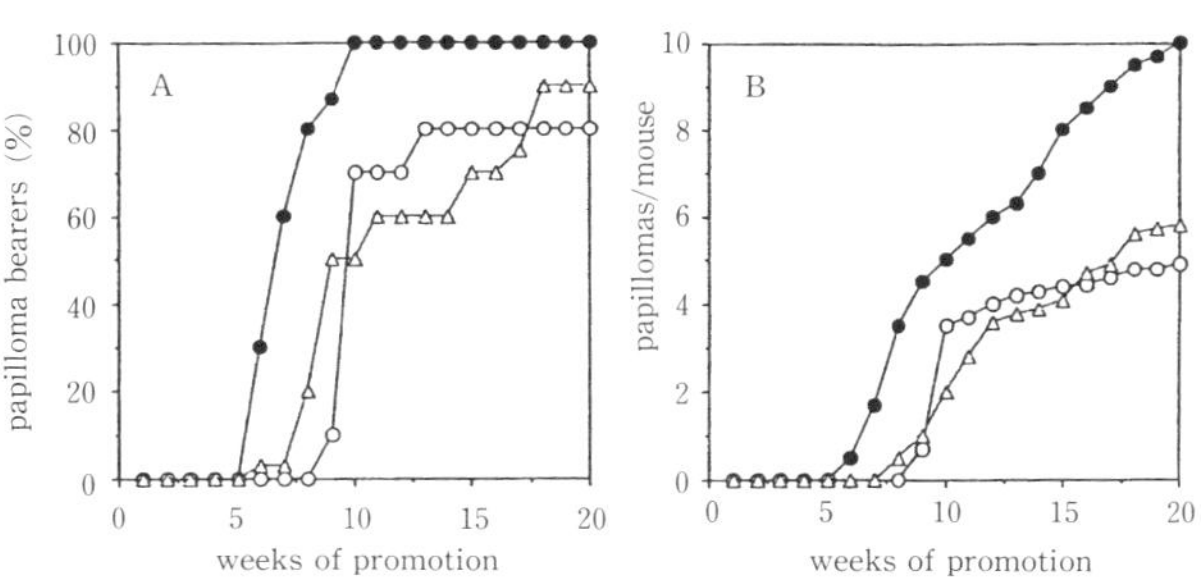

—●— コントロール TPA（1.7nmol）のみ；—○— TPA（1.7nmol）+crocin（85nmol 経皮投与）；—△— TPA（1.7nmol）+glycyrritin（85nmol 経皮投与）

図19　クロシンの抗皮膚ガンプロモーション効果
A：腫瘍生成率，B：マウス１匹当たりの腫瘍数

率で、水のみのマウス（●）では五週目から急激に比率が上昇し、一〇週目で一〇〇パーセントとなった。クロシンを与えたマウス（○）では上昇カーブがずれてきており、二〇週目で八〇パーセントとなっている。図18、19を比較するとサフランエキスとクロシンの効果がほぼ同様な強さを示すことから、サフランエキスの活性成分はクロシンであることが確認された。

オゾン層の破壊によって紫外線の照射量が増加し、特に紫外線量の多い地域によっては皮膚ガンの増加が危惧されている。このような問題に対して多くの紫外線吸収剤が開発され応用されている。今回クロシンが活性成分であることが明らかとなったので、食品としてのサフランに新しい機能が加わったことになる。

6　クロシンのその他の作用

高齢化社会となり老人性の疾患が増加しているが、白内障もその一つである。現在は手術が主流であるが、予防対策として目の血流量を上昇させ、老人性の目の疾患を克服しようとする研究が行われている。これによると網膜、脈絡膜、毛様体、虹彩等目の中のすべての部位の血流量を増加している。この実験結果からクロセチン配糖体が老人性の眼疾患の改善薬のモデル成分として期待されている。

細胞があらかじめセットされた期間の後に死んでいくことをアポトーシスと呼ぶ。アポトーシスを指標としてその阻害や促進作用をしめす物質を探し当てようとする研究例が多くなっている。筆者らも神経細胞のアポトーシスを阻害する成分を探している。アポトーシスは多くの関連酵素群が絡んでおり、最終的にはカスパーゼ３という酵素が遺伝子ＤＮＡをばらばらにしてしまうことで終わる。

現在までのところクロシンは明らかにカスパーゼ３活性を阻害していることを明らかにしている。

近年急激な人口の老齢化が進む日本において、老年者に高い頻度で発症する記憶障害、いわゆる老年痴呆症の患者数は増加の一途をたどっている。今後特に高齢化社会を迎えるわが国にとって抗痴呆薬の開発は社会的急務である。しかしながら現在用いられている薬は老年痴呆症に伴う随伴症状に対するものがほとんどで、根本的な記憶障害に対する治療薬は未だ見いだされていない。神経栄養因子の合成を促進する薬物が存在すれば痴呆症の予防や治療に使用できる可能性があると考えられている。このように中枢神経系に作用する薬物を天然から求めることは、痴呆症の予防治療薬開発の有望なモデル化合物となり得る可能性がある。これらの点からサフランのクロシンの中枢作用は興味深いと言えよう。

紀元一世紀頃ディオスコリデスによって著された「マテリアメディカ」に記載されているサフランは長い歴史の中で有用な医薬品として用いられてきた。また、「本草綱目」にも重要な医薬として記されている。著者らは史実に基づき研究を行った結果、新たに中枢作用、抗皮膚ガン作用等を見いだした。さらにそれらの活性成分がクロセチン配糖体で、中でもクロシンの活性が高いことを明らかにした。また、脳神経細胞のアポトーシスの阻害作用や眼の各部の血流量を上昇させる作用等も見つかっている。メカニズムがまだ不明な部分も少なくないが、対応する医薬品のシーズとしては大変魅力的な化合物と考えている。

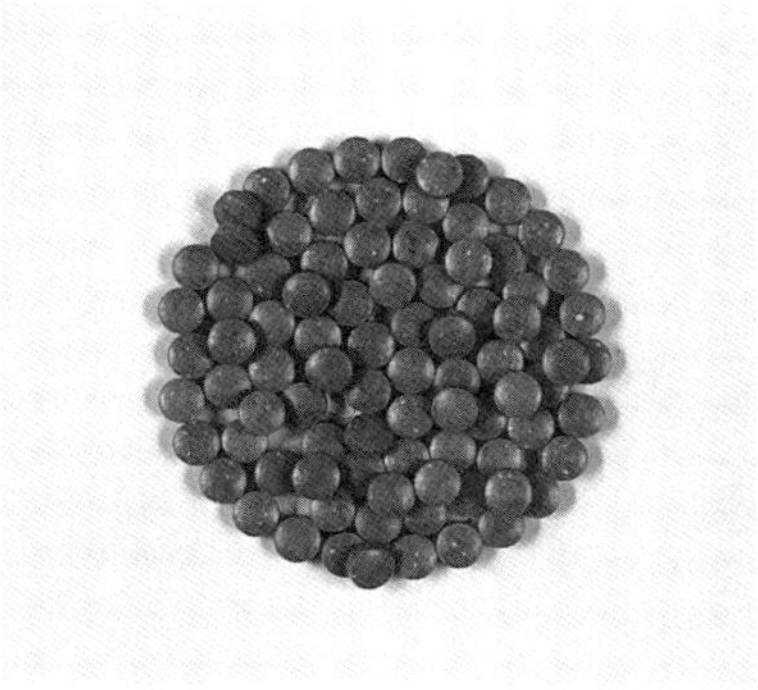

写真25　中国で臨床試験中のクロシンの製剤

最近南京の国際シンポジウムに参加して明らかとなったことであるが、中国ではクロシンを狭心症の治療薬として開発中で、現在フェーズ3とのことで近い将来医薬品として承認される可能性が高いと感じた（写真25）。サフランを研究している者にとって朗報と言えるであろう。今後生薬から多くのモデルが発見され、新しい医薬品の出現を念じている次第である。

おわりに

本書は九州大学アジア総合研究機構のKUARO叢書第一号として発刊することが計画され、著者におはちが廻ってきた。時期が年末にかかっていたことと、外国出張も控えていた関係上、十分な予備知識を蓄える暇なくスタートしたため、舌足らずの点が散見されるのが否めないまま上梓することになってしまった。この点は読者の皆様の想像力と包容力に甘える他に手がないと反省している。

本書ではアジアを中心にした英知のほんのひとにぎりについてひもといてみた。アジアには数限りなく多くの知識が集積しており、いまなおそれらの恩恵を受けている。筆者が薬学者である関係上、医薬を中心に解説した。アジアは伝統医学の宝庫であり、今なお広範な治療に応用されている。その中から新しい医薬品をつくり出そうとする多くの努力が払われているので、それらの一例を取り上げた。また、アジアで大きな問題となってきている砂漠化を取り上げて、薬草を砂漠化防止の担い手とする新しいアイディアの展開を試みた。この点に関して読者のご批判をあおぎたいと欲している。

現在アメリカを中心に「代替療法」が多用されており、西洋医学にも匹敵する勢いである。内容はリラックステクニック、ハーブ（薬草）、マッサージ、カイロプラクティック、精神療法、大量ビタミン、自助グループ、瞑想、ダイエット、民間療法、エネルギー療法、ホメオパシー、催眠、バイオフィードバック、鍼《はり》等である。これらはアジアでは取り立てて「代替療法」と呼ぶことはなく、常日頃用いられている治療法・予防法である。アメリカがアジアの英知は素晴らしいと気付いたので、それらを健康維持と健康増進に積極的に取り入れようとする現象に過ぎないと考えている。こう考えるとアジアの英知のルネッサンスと言っても過言ではないであろう。

最後に本書が、アジアに関する研究を総合的にカバーし支援するKUAROの主旨にフィットするものでありうるかどうかの疑問を持ちながら筆を置く次第である。

本書の上梓に至るまで数々のご助言と激励を賜わりました、アジア総合研究委員会委員の先生方に深謝致します。また、社団法人高麗人参学会編『高麗参の理解』の一部を引用させて頂いたことに同学会へ感謝致します。

二〇〇二年一月五日

〈著者紹介〉

正山征洋（しょうやま　ゆきひろ）

九州大学大学院教授（薬学研究院），薬学博士。

1968年九州大学大学院薬学研究科修士課程修了後，九州大学薬学部助手，助教授，教授を経て，2000年より現職。

専攻：生薬学。

研究内容：植物活性成分に対する単クロン抗体の作製，その小型化抗体の発現と育種の応用，大麻成分生合成酵素の精製とクローニング，生薬の薬理活性に関する研究など。

主な著書
『身近な薬草と薬木』（1985年，球磨森林組合），『薬用植物学』（共著，1995年，廣川書店），『薬用資源学』（共著，1997年，丸善），『カラーグラフィック薬用植物』（共著，1997年，廣川書店）。

〈KUARO 叢書1〉
アジアの英知《えいち》と自然《しぜん》 ――薬草に魅せられて――

2002年5月20日　初版発行

著　者　正　山　征　洋
発行者　福　留　久　大
発行所　（財）九州大学出版会

〒812-0053 福岡市東区箱崎7-1-146
九州大学構内
電話　092-641-0515（直通）
振替　01710-6-3677
印刷・製本　九州電算㈱

ISBN4-87378-736-X

「KUARO叢書」刊行にあたって

九州大学は、地理的にも歴史的にもアジアとの関わりが深く、これまで、アジアの人々や研究者と様々なレベルでの連携が行われてきました。また、「アジア総合研究」を国際化の柱と位置付け、全学術分野でのアジア研究の活性化を目指してきました。

それらのアジアに関する興味深い研究成果を、幅広い読者にわかりやすく紹介するため、ここに「KUARO叢書」を刊行いたします。

二〇世紀までの経済・科学技術の発達がもたらした負の遺産（環境悪化、資源枯渇、経済格差など）はアジアに先鋭的に現れております。それらの複雑な問題に対して九州大学の教官は、それぞれの専門分野で責務を果たしつつ、国境や分野を超えた研究者と連携を図りながら、総合的に問題解決に挑んでいくことが期待されています。

そこで本学では、二〇〇〇年十月、九州大学アジア総合研究機構（KUARO）を設立し、アジア学長会議を開催、アジア研究に関するデータベースを整備するなど、アジアの研究者のネットワーク構築に取り組んでいます。二一世紀、九州大学が率先してアジアにおける知的リーダーシップを発揮し、アジア地域の持続的発展に貢献せんことを期待してやみません。

二〇〇二年三月

九州大学総長　梶山千里